VIDA ADULTA À FRANCESA

PAMELA DRUCKERMAN

VIDA ADULTA À FRANCESA

O que a vida e Paris me
ensinaram nos últimos 40 anos

Tradução
LÍGIA AZEVEDO

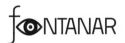

Copyright © 2018 by Pamela Druckerman
Todos os direitos reservados.

O selo Fontanar foi licenciado pela Editora Schwarcz S.A.

Grafia atualizada segundo o Acordo Ortográfico da Língua Portuguesa de 1990, que entrou em vigor no Brasil em 2009.

TÍTULO ORIGINAL There Are No Grown-Ups

CAPA Christopher Brian King

ILUSTRAÇÃO DE CAPA Nathalie Jomard

PREPARAÇÃO Silvia Massimini Felix

REVISÃO Marise Leal, Adriana Bairrada

Dados Internacionais de Catalogação na Publicação (CIP)
(Câmara Brasileira do Livro, SP, Brasil)

Druckerman, Pamela
  Vida adulta à francesa : o que a vida e Paris me ensinaram nos últimos 40 anos / Pamela Druckerman ; tradução Lígia Azevedo. — 1ª ed. — São Paulo : Fontanar, 2018.

  Título original: There Are No Grown-Ups.
  ISBN 978-85-8439-123-3

  1. Druckerman, Pamela 2. Histórias de vida 3. Mulheres jornalistas americanas – Autobiografia 4. Paris (França) I. Título.

18-17435   CDD-070.92

Índice para catálogo sistemático:
1. Estados Unidos : Jornalistas : Autobiografia   070.92

Iolanda Rodrigues Biode – Bibliotecária – CRB-8/10014

[2018]
Todos os direitos desta edição reservados à
EDITORA SCHWARCZ S.A.
Rua Bandeira Paulista, 702, cj. 32
04532-002 — São Paulo — SP
Telefone: (11) 3707-3500
www.facebook.com/br/Fontanar.br

Para Simon, Leila, Joey e Leo

Sumário

Introdução: *Bonjour, madame* 11

1. Como descobrir sua vocação 23
2. Como escolher um parceiro 37
3. Como fazer quarenta 45
4. Como criar os filhos 52
5. Como ouvir 58
6. Como transar 64
7. Como planejar um ménage à trois 74
8. Como ser mortal 87
9. Como ser um especialista 100
10. Como ter uma crise de meia-idade 107
11. Como ser Jung 117
12. Como se vestir 126
13. Como envelhecer com dignidade 141
14. Como aprender as regras 151
15. Como ser sábio 158
16. Como dar conselhos 170
17. Como salvar os móveis 178

18. Como compreender o que se passa 186
19. Como pensar em francês 200
20. Como fazer amigos 209
21. Como dizer não 217
22. Como controlar sua família 225
23. Como ter medo 231
24. Como saber de onde você é 236
25. Como continuar casado 249

Conclusão: Como ser uma *femme libre* 261

Agradecimentos 269
Bibliografia 273

Quarenta é uma idade assustadora.
É a idade em que nos tornamos quem somos.

CHARLES PÉGUY

Introdução: *Bonjour, madame*

Se você quer saber quão velho parece, é só entrar num café na França. É como se fizessem um referendo para avaliar seu rosto.

Quando me mudei para Paris, tinha pouco mais de trinta anos e os garçons me chamavam de "mademoiselle". Era *"Bonjour, mademoiselle"* quando eu entrava e *"Voilà, mademoiselle"* quando me traziam o café. Fui a muitos estabelecimentos diferentes naqueles primeiros anos — não tinha escritório, então precisava de um lugar em que eu pudesse passar o dia escrevendo —, e em todos era tratada como mademoiselle. (Em tese, a palavra deveria ser utilizada para designar mulheres solteiras, mas na prática é aplicada a mulheres jovens em geral.)

Quando entrei nos quarenta, no entanto, houve uma transformação coletiva no tratamento. Os garçons começaram a me chamar de madame, ainda que com uma formalidade exagerada ou uma piscadela brincalhona. Como se "madame" fizesse parte de um jogo. E de vez em quando ainda ouvia o mademoiselle de sempre.

Logo, até mesmo os mademoiselles esporádicos cessaram, e os madames deixaram de ser hesitantes ou irônicos. É como se os garçons de Paris (em sua maioria, homens) tivessem decidido em massa que eu tinha saído da área cinzenta entre a juventude e a meia-idade.

Por um lado, essa transição me intriga. Os garçons se reúnem depois do trabalho para tomar um Sancerre enquanto veem fotos das clientes e decidem se vão rebaixá-las ou não? (Enquanto isso, os homens são "monsieur" para sempre, o que é irritante.)

Tenho consciência do envelhecimento, é claro. Acompanhei as marcas de expressão e as pequenas rugas aparecendo no rosto de conhecidos da minha idade. Nos meus quarenta anos, já posso ter uma ideia de como algumas pessoas que conheço estarão aos setenta.

Só não achei que o "madame" fosse acontecer comigo, ou pelo menos não sem meu consentimento. Embora nunca tenha sido muito bonita, quando estava na faixa dos vinte descobri meu superpoder: eu parecia jovem. Ainda tinha a pele de uma adolescente. As pessoas de fato não sabiam dizer se eu tinha dezesseis ou 26. Certa vez, eu estava esperando na plataforma do metrô de Nova York quando um senhor parou para me dizer que eu tinha cara de bebê.

Eu sabia o que ele queria dizer, e estava determinada a preservar aquela pequena vantagem. Muito antes de outras pessoas da minha idade se preocuparem com rugas, eu usava protetor solar e creme anti-idade todas as manhãs, e passava uma série de outros antes de ir para a cama. Eu não desperdiçava um sorriso com algo que não fosse de fato engraçado.

O esforço valeu a pena. Aos trinta, desconhecidos ainda pensavam que eu estava na faculdade, e pediam para ver minha identidade antes de me servir bebida. Minha idade elogiosa — a idade que as pessoas dizem que você parece ter, à qual se deve adicionar seis ou sete anos — ficava tranquilamente por volta dos 26.

Então chego aos quarenta, esperando por fim ter minha vingança depois de anos de aparência mediana. Estou entrando na fase da vida em que não é necessário ser linda; se eu me mantiver conservada e abaixo da linha da obesidade, passarei tranquilamente por bonita.

Por um tempo, a estratégia parece funcionar. Campos inteiros de pequeninas rugas aparecem no rosto de mulheres que sempre foram muito mais bonitas que eu. Se passei alguns anos sem ver uma pessoa, me preparo para o reencontro, de modo que não fique boquiaberta quando vir o quanto ela mudou. (Os franceses chamam essa história de permanecer um tempão com a mesma cara e de repente parecer muito mais velho de *"coup de vieux"*, golpe da idade.)

Olho para as raízes grisalhas e a testa vincada de muitas mulheres da minha idade com uma tristeza distante. Sou a prova de que todo mundo eventualmente tem o rosto que merece. E o que eu mereço, lógico, é o brilho permanente da juventude.

Contudo, no decorrer do que parecem poucos meses algo muda em mim.

Desconhecidos param de comentar quão jovem eu pareço ou de ficar chocados quando revelo que tenho três filhos. Pessoas que não vejo faz tempo encaram *meu* rosto por alguns segundos a mais. Quando combino de encontrar um amigo mais jovem num café, ele passa direto por mim, sem se dar conta de que a mulher de meia-idade à sua frente sou eu.

Nem todo mundo da minha idade fica perturbado com as mudanças, mas muitos parecem sofrer de uma espécie de choque da meia-idade. Uma amiga nota que, quando chega a uma festa, não há mais um momento Cinderela em que todo mundo se vira para observá-la. Os homens só me olham nas ruas de Paris se eu estiver toda produzida. E detecto uma mensagem perturbadora em seus olhares: eu dormiria com ela, mas só se não me desse trabalho *nenhum*.

Logo os "madames" começam a chover sobre mim. É *"Bonjour, madame"* quando entro num café; *"Merci, madame"*, quando pago a conta; e *"Au revoir, madame"*, quando vou embora. Às vezes, inúmeros garçons dizem isso ao mesmo tempo.

E a pior parte é que não estão tentando me insultar. Aqui na França, onde vivo há doze anos, "madame" é uma forma de tratamento educada. Chamo outras mulheres de "madame" o tempo inteiro, e ensino aos meus filhos que é a maneira como devem se dirigir à senhora portuguesa que trabalha como zeladora do nosso prédio.

Em outras palavras, agora me consideram com tanta certeza no território da madame que nem imaginam que o tratamento possa me incomodar. Entendo que algo mudou permanentemente quando passo por uma mulher que está pedindo dinheiro perto da minha casa.

"Bonjour, mademoiselle", ela diz para a jovem de minissaia alguns passos à minha frente.

"Bonjour, madame", ela diz quando passo, um segundo depois.

Isso tudo aconteceu rápido demais para que eu possa digerir. Ainda tenho a maior parte das roupas de quando era mademoiselle. Há comida enlatada da época em que eu era mademoiselle na minha despensa. A matemática parece confusa: como, em alguns poucos anos, todas as outras pessoas ficaram uma década mais novas que eu?

O que são os quarenta? Procuro não resumir uma década inteira de vida a uma única coisa até que ela pertença ao passado e eu a tenha desperdiçado. Passei meus vinte anos procurando em vão por um marido, quando deveria ter investido na carreira de jornalista e visitado lugares perigosos antes de ter filhos. O resultado foi ser demitida de um jornal aos trinta e poucos. Isso me deixou livre para passar o resto da década ruminando sobre meu descontentamento e o tempo perdido.

Dessa vez, estou determinada a compreender uma década enquanto ainda estou nela. Mas, embora cada aniversário me dê certa vertigem — já que você só vai ficando cada vez mais velho —, os quarenta de hoje são especialmente desorientadores. São a década sem narrativa. Não se trata apenas de um novo número: parecem uma nova zona atmosférica. Quando digo a um empreendedor de 42 anos que estou pesquisando essa faixa de idade, seus olhos se arregalam. Ele é bem-sucedido e articulado, mas sua idade o deixa sem fala.

"Por favor", ele diz, "me explique os quarenta."

Obviamente, os quarenta dependem da pessoa em questão, e de sua família, sua saúde, suas finanças e até seu país. Vivo os quarenta como uma mulher branca americana privilegiada — não pertenço a um grupo dos mais oprimidos. Fiquei sabendo que, quando uma mulher faz quarenta em Ruanda, começam automaticamente a chamá-la de "vovó".

Com a precisão e o pessimismo que lhe são característicos, os franceses dividiram a crise da meia-idade em "crise dos quarenta", "crise dos cinquenta" e "demônio do meio-dia", descrito por um autor como "quando um homem na casa dos cinquenta se apaixona pela babá". No entanto, eles têm uma visão muito otimista do envelhecimento, como se fosse a luta de uma pessoa para se libertar. (Os franceses são cheios de falhas, mas me apropriei de algumas de suas melhores ideias.)

Onde quer que você esteja, quarenta parece velho quando visto de baixo. Americanos de vinte anos descrevem os quarenta como uma idade distante, mítica, tardia, em que vão se arrepender de tudo que não fizeram. Quando conto a um dos meus filhos que estou escrevendo um livro sobre essa idade, ele diz que gostaria de escrever um mais curto sobre os nove. "Tipo assim: 'Tenho nove anos. Tenho sorte. Ainda sou novo'."

No entanto, para muitas pessoas mais velhas que conheci, os quarenta são a idade para a qual mais gostariam de voltar. "Como pude me considerar velho aos quarenta?", pergunta Stanley Brandes, um antropólogo que escreveu um livro sobre a idade dos quarenta em 1985. "Olhando para trás, penso em como tinha sorte. Era o começo da vida, não o começo do fim."

Tecnicamente falando, os quarenta nem são mais a meia-idade. Alguém com quarenta anos hoje tem 50% de chance de viver até os 95, diz o economista Andrew Scott, coautor de *The 100-Year Life*.

Mas o número ainda é solene e tem uma ressonância simbólica. Jesus jejuou por quarenta dias. Maomé tinha quarenta anos quando o arcanjo Gabriel apareceu para ele. No dilúvio bíblico, choveu por quarenta dias e quarenta noites. Moisés conduziu os israelitas que deixavam o Egito por quarenta anos na peregrinação pelo deserto. Brandes escreve que, em algumas línguas, "quarenta" é sinônimo de "muito".

E ainda há um caráter inegavelmente transitório na idade dos quarenta. Até então você só se conheceu como uma pessoa seguramente jovem. Agora deixou esse estágio da vida, mas ainda não entrou no próximo. Victor Hugo supostamente chamou os quarenta de "a velhice da juventude". Enquanto avaliava meu rosto num elevador bem iluminado, minha filha descreveu essa encruzilhada com menos rodeios: "Mãe, você não é velha, mas com certeza não é nova".

Estou começando a ver que, como madame — mesmo que recente —, estou sujeita a novas regras. Quando banco a ingênua graciosa agora, as pessoas não ficam mais encantadas, só perplexas. Falta de noção não combina mais com meu rosto. Esperam que eu saiba a fila de espera correta no aeroporto e que chegue no horário marcado onde quer que seja.

Para ser sincera, sinto que estou me tornando mais madame por dentro também. Nomes e fatos não me ocorrem mais com tanta facilidade; às vezes, tenho que resgatá-los do fundo, como se puxasse um balde de água num poço fundo. E não consigo mais atravessar o dia à base de café e sete horas de sono.

Ouço reclamações similares de outras pessoas da mesma idade. Num jantar com amigos, noto que cada um de nós foi proibido pelo médico de praticar determinado esporte. Há uma risada nervosa quando alguém comenta que, pela lei americana, já temos idade o bastante para acusar alguém de discriminação por idade.

Pesquisas recentes envolvendo o cérebro atestam as dificuldades dos quarenta: na média, somos mais suscetíveis a distrações que pessoas mais jovens, absorvemos informações mais devagar e somos piores em lembrar fatos específicos. (A habilidade de recordar nomes chega ao auge, em média, no começo dos vinte.)

Mas a ciência também mostra muitos pontos positivos dos quarenta. O que nos falta em capacidade de processamento é compensado por maturidade, discernimento e experiência. Somos melhores que os mais jovens em captar a essência das situações, controlar nossas emoções, resolver conflitos e compreender os outros. Somos melhores na administração financeira e em explicar por que as coisas acontecem. Temos mais consideração que os mais jovens. E, o que é crucial para a felicidade, somos menos neuróticos.

A neurociência moderna e a psicologia confirmam o que Aristóteles disse há cerca de 2 mil anos, quando descreveu o homem no seu apogeu como não tendo "nem o excesso de confiança que conduz à irreflexão nem timidez demais, e sim a quantidade certa de cada um. Nem confia em todos nem desconfia de todos, julgando as pessoas corretamente".

Concordo. De fato, conseguimos aprender e crescer um pouco. Depois de passar a vida nos sentindo deslocados, nos damos conta de que mais coisas são universais do que particulares. (Minha estimativa nada científica é de que somos 95% grupo e 5% indivíduo.) Como nós, a maior parte das pessoas foca em si mesma. A jornada seminal dos quarenta é de "todo mundo me odeia" para "ninguém está nem aí".

Daqui a dez anos, nossas revelações dos quarenta sem dúvida parecerão ingênuas. ("Formigas podem ver moléculas!", um homem me disse na faculdade.) Mesmo agora, os quarenta podem parecer uma série de ideias contraditórias que supostamente devemos aceitar: finalmente compreendemos a dinâmica interpessoal, mas não conseguimos decorar números de mais de um dígito; nunca ganhamos tanto dinheiro — ou estamos chegando perto disso —, mas o botox agora parece uma ideia interessante; estamos no auge da carreira, mas também vemos que ela provavelmente vai terminar.

Se os quarenta de hoje são confusos, também é porque estamos numa época a que faltam marcos. A infância e a adolescência são repletas de marcos: você fica mais alto, muda de ano na escola, fica menstruada, tira a habilitação e se forma. Nos vinte e trinta você se envolve com parceiros em potencial, arranja um emprego e começa a se sustentar. Pode haver promoções, bebês e casamentos. As doses de adrenalina decorrentes fazem com que você avance e tenha certeza de que está construindo uma vida adulta.

Nos quarenta, você ainda pode perseguir diplomas, empregos, casas e parceiros, mas o maravilhamento com isso tudo é menor. Seus mentores, parentes e as pessoas mais velhas que você conhece e que costumavam comemorar suas conquistas estão ocupados com o próprio declínio. Se tiver filhos, espera-se que comemore os marcos *deles*. Um jornalista que conheço se lamenta porque nunca mais vai poder ser um prodígio em nada. (Alguém mais novo que a gente acabou de ser nomeado para a Suprema Corte dos Estados Unidos.)

"Cinco anos atrás, quando conhecia uma pessoa, ela sempre exclamava: 'Nossa, *você* é o chefe?'", diz o diretor de 44 anos de uma produtora de TV. Agora não parece haver nada de mais no cargo. "Passei da idade em que surpreendia alguém", ele constata.

No que nos transformamos? Ainda somos capazes de agir, mudar, correr dez quilômetros. Mas há um novo imediatismo nos quarenta — e uma consciência da morte — que não existia antes. Nossas possibilidades parecem mais finitas. Todas as escolhas parecem excluir outras. E há um clima geral de "agora ou nunca". Se planejávamos fazer alguma coisa "um dia" — mudar de carreira, ler Dostoiévski ou aprender a cozinhar alho-poró —, talvez devêssemos começar logo com isso.

Essa nova perspectiva exige um ajuste — algumas vezes muito dolorido — entre a vida com que sonhamos e nossa vida de fato. Coisas que dizemos há anos começam a soar vazias. Aos quarenta, não estamos mais nos preparando para uma vida futura imaginada ou formando um currículo. A vida real está, sem sombra de dúvida, acontecendo agora. Chegamos àquilo que o filósofo alemão Immanuel Kant chamou de *Ding an sich* — a coisa em si.

De fato, a parte mais esquisita dos quarenta é que agora somos nós que estamos escrevendo livros e indo a reuniões de pais na escola. Pessoas da nossa idade têm cargos como "diretor de tecnologia" ou "editor-chefe". Somos nós que assamos o peru no Dia de Ação de Graças. Quando penso "Alguém deveria fazer algo a respeito", me dou conta alarmada de que esse "alguém" sou eu.

Não é uma transição fácil. Sempre me tranquilizou a ideia de que há adultos no mundo. Eu os imaginava por aí, curando o câncer ou emitindo intimações. Adultos pilotam aviões, fazem garrafas de aerossol e se certificam de que os sinais televisivos sejam magicamente transmitidos. Eles sabem se vale a pena ler um romance e quais notícias devem sair na primeira página. Sempre confiei que um adulto — misterioso, capaz e sábio — ia me salvar numa emergência.

Embora não acredite em teorias da conspiração, entendo por que os adultos parecem tão atraentes. É tentador pensar que um grupo de pessoas controla tudo em segredo. Compreendo o apelo da religião também: Deus é o derradeiro adulto.

Não me anima parecer mais velha. Mas sei que o que me perturba mais em me tornar "madame" é a implicação de que sou uma adulta agora. Sinto que fui promovida muito acima das minhas capacidades.

E o que é um adulto, no fim das contas? Eles existem? Em caso afirmativo, o que exatamente sabem? E como posso me tornar um deles? Em algum momento minha mente e meu rosto vão parecer ter a mesma idade?

VOCÊ SABE QUE *ENTROU* NOS QUARENTA QUANDO...

....

- Sua idade começa a parecer um segredo.

- Perde a paciência enquanto rola o cursor até o ano do seu nascimento.

- Se surpreende quando uma vendedora lhe apresenta um creme "anti-idade".

- Se surpreende ao saber que seu amigo tem um filho na faculdade.

- As pessoas não se surpreendem quando você conta que tem três filhos.

1. Como descobrir sua vocação

Quando eu era pequena, notícias ruins não existiam na minha família. Minha avó materna respondia a tudo, de bate-bocas ao conflito entre Israel e Palestina, declarando com animação: "Tenho certeza de que vai dar tudo certo!".

Há coisas piores para uma criança suportar do que um otimismo sem fim. Minha condição nem era única: muitos americanos de classe média cresciam em lares ensolarados e pouco introspectivos. Mas suspeito que o meu era ainda mais incansavelmente positivo que o da maioria. Com a intenção de evitar assuntos desagradáveis, não entrávamos em muitos detalhes a respeito de nada, incluindo nossos próprios antepassados. Eu era quase adolescente quando descobri que dois avós e todos os meus bisavós tinham chegado aos Estados Unidos como imigrantes, a maioria da Rússia. Como ninguém nunca havia dito nada em contrário, eu pensava que sempre tínhamos sido americanos.

Mesmo a história da imigração era vaga. Minha avó dizia que os pais dela eram de um lugar chamado Minski Giberniya. Mas não sabia exatamente onde ficava e, quando

23

procurou pelo registro oficial da chegada deles, não encontrou nada. Depois que se estabeleceram na Carolina do Sul, eles se tornaram nativos de imediato. Minha avó virou uma beldade sulista e entrou numa irmandade, vivendo pela máxima local "Se não tem nada a dizer, não diga nada".

Ninguém nunca mencionou que parentes próximos deles tinham ficado para trás em Minski Giberniya. Quando perguntei à minha avó a respeito, ela admitiu que sua mãe costumava mandar pacotes de feijão e roupas para os irmãos e primos que haviam ficado na Rússia. Mas, depois da Segunda Guerra, parou.

"Perdemos contato", disse.

Era assim que minha família explicava o destino daqueles que provavelmente foram presos e depois assassinados no Holocausto: perdemos contato.

Esse excesso de otimismo parecia ser uma herança do lado da minha mãe, em que cada geração protegia a próxima de coisas ruins. A primeira vez que notei isso foi no aniversário de quarenta anos do meu pai, quando eu tinha seis. Estávamos comemorando em casa, em Miami, a cidade onde cresci. Os convidados bebiam em volta da piscina no quintal. Eu estava dentro da casa quando ouvi o barulho de algo caindo na água, seguido de uma comoção.

"O que aconteceu?", perguntei à minha mãe.

"Nada", ela me garantiu.

Quero deixar claro que minha mãe era uma mulher amorosa, calorosa e muito bem-intencionada. Ela estava tentando me proteger. Mas suspeito que eu seria alguém diferente hoje — e talvez tivesse até outra profissão — se ela apenas tivesse dito: "Larry Goodman está bêbado e caiu na piscina". Então poderíamos ter concordado que às vezes coisas ruins acontecem e eu era uma testemunha confiável de uma delas.

Em vez disso, passei a ter a sensação de que coisas ruins acontecem numa dimensão distante e difusa, sempre "do lado de fora". Se não as examinar com cuidado, é como se nunca tivessem acontecido.

Era fácil sustentar essa visão de mundo em Miami. A cidade é sempre ensolarada e surgiu literalmente do nada, uma vez que só começou a crescer de fato quando o ar-condicionado se popularizou nas décadas de 1950 e 1960. Anos depois, quando a família do meu marido visitou uma das casas mais antigas de Miami — agora parte de um parque histórico estadual —, eles disseram que era mais ou menos da mesma época da casa na qual moravam em Londres.

As pessoas costumam ficar surpresas ao descobrir que passei a infância em Miami. Acham que é uma cidade onde moram os avós. Mas isso é Miami Beach, uma ilha estreita ao largo da costa leste da cidade. Existe toda uma área continental, quente e sem glamour, onde a maioria dos locais vive.

Meus pais compraram a primeira casa num terreno onde antes havia uma plantação de mangas. As árvores continuavam lá, e as frutas caíam sobre os carros, arruinando a pintura. Como as outras casas na vizinhança, a nossa era de concreto, tinha ar-condicionado central e fora construída para manter as salamandras, os ladrões e o calor para fora. Quase nunca víamos a praia.

Praticamente todo mundo em Miami era de fora. Nossos vizinhos cubanos tinham certeza de que logo voltariam a Havana. A maior parte dos amigos dos meus pais tinha sotaque do Brooklyn. Fingíamos que o sul da Flórida tinha as mesmas estações de Nova York, ainda que nas minhas fotos com Papai Noel tiradas em lojas de departamento eu esteja bronzeada e de shorts.

A falta de contexto e a aura de pensamento positivo de

Miami eram perfeitas para nós. Quando tinha que dar qualquer notícia desagradável — por exemplo, que algum conhecido estava com câncer —, minha mãe a inseria entre os planos para o jantar e o treino de animadora de torcida. A notícia passava tão rápido que eu nem tinha certeza de que a escutara.

Eram os anos 1980 e todo mundo estava se divorciando nos Estados Unidos, então com frequência chegavam notícias de separação, sem que os motivos por trás dela fossem mencionados. Meus pais não falavam muito sobre as pessoas que conheciam ou descreviam o relacionamento entre os membros da família. Uma vez os ouvi sussurrando sobre uma tia alcoólatra. Quando pedi detalhes, eles ficaram quietos. (Anos depois, descobri que essa tia sempre iniciava uma lenga-lenga antissemita depois do primeiro bloody mary.)

Tais fatos não eram considerados apropriados para as crianças. Na verdade, quase nada era. Descrevíamos eventos mundiais, roupas novas e férias de verão com clichês vagos como "É terrível", "Ficou ótimo" e "Foi muito divertido". Pessoas que aprovávamos eram "fabulosas" (um amigo da minha mãe costumava chamar mulheres bonitas de "deliciosas"); aquelas de quem não gostávamos eram "irritantes". Qualquer pessoa que falasse sobre um assunto por tempo demais era "entediante" ou "incorreta". (Depois me dei conta de que essas pessoas "entediantes" eram os pseudointelectuais em nosso meio.)

Meus pais não eram minha única fonte de informação, claro. Eu sabia sobre aids, prisioneiros políticos e que o cartel de drogas colombiano assassinava pessoas em Miami. Lia romances cujos personagens tinham passado, características contraditórias e vida interior. Mas, como a filha mais velha obediente, também acreditava que o que acontecia em casa era a vida real. E, na nossa casa, não transformávamos fatos em padrões, nem analisávamos nossas próprias experiências ou especulávamos sobre os outros. Nem discutíamos nossa própria história, etnia ou classe social. Apontar verdades complicadas só deixava todo mundo desconfortável. Era como dizer que Larry Goodman tinha caído na piscina.

Conforme cresci, cheguei à conclusão de que uma conversa adulta sobre a vida se dava quando eu não estava lá, ou que todo o papo furado era um prelúdio para o dia e que por fim íamos nos sentar e discutir tudo. Fiquei aliviada quando, em idas sucessivas ao supermercado, minha mãe foi trazendo os volumes de uma enciclopédia barata. Finalmente, havia fatos na casa. (Tivemos que esperar que os volumes mais populares, como o S, fossem reimpressos.)

A ironia é que minha infância foi o encobrimento de um crime que nunca existiu. Tenho certeza de que Larry Goodman conseguiu sair ileso da piscina. Ele provavelmente nem tinha um problema com bebida. Na maior parte do tempo, por trás da névoa de gracejos e boas-novas, nada de terrível estava acontecendo.

Mas meus pais tinham um segredinho sórdido: não éramos ricos. Ao contrário de muitos dos seus amigos, eles se preocupavam frequentemente com dinheiro. Por qualquer padrão razoável, tampouco éramos pobres. Mas parecia que éramos, porque nos agarrávamos ao fundo da classe média alta.

Dinheiro era extremamente importante em Miami. Independente das suas habilidades sociais, ou mesmo da sua ficha criminal, ser rico conferia status e mística à pessoa. (A Flórida sempre atraiu pessoas com um "desejo desordenado de enriquecer rápido com o mínimo esforço físico", disse o economista John Kenneth Galbraith.)

Nos anos 1980, Miami estava a caminho de se tornar uma das cidades mais desiguais do país. Os amigos dos meus pais venderam sua primeira casa, perto de nós, para construir casas maiores mais perto da baía, com barzinho e quadra de tênis. Logo começaram a frequentar jantares para instituições de caridade, dirigir Mercedes e fugir do calor de Miami passando o verão no Colorado.

Minha família foi deixada para trás na plantação de manga. Ficamos perplexos. De onde todo o dinheiro daquela gente se originava? Como alguém acabava sendo dono de um banco, como acontecera com muitos amigos dos meus pais?

Meu pai era de família europeia. Tinha nascido no Brooklyn antes da Segunda Guerra, numa família de imigrantes da classe trabalhadora, perto de parentes com nomes como Gussie, Bessie e Yetta. O pai dele, Harry, tinha largado a escola com doze anos para entregar jornal — primeiro numa carroça puxada por cavalo e depois num caminhão, em geral com um cigarro na boca. Um dia, quando meu pai era adolescente, ele foi ajudar com os jornais depois da escola. Encontrou meu avô no caminhão, debruçado sobre uma pilha de jornais, morto em decorrência de um ataque cardíaco.

Meu pai chegou a entrar na faculdade, então conseguiu uma série de trabalhos com produção televisiva. Quando minha mãe o conheceu, num encontro às cegas, viu um rapaz bonito da idade certa que trabalhava de terno e que — diferente da recente sucessão de namorados que tivera — era legal.

Tudo isso era verdade. Mas, o que ela, no seu otimismo, não viu, foram as enormes diferenças entre os dois. A família da minha mãe tinha saído direto de uma comunidade judaica na Europa para a luz do sol. Os pais dela tinham nascido na América, e estavam mais do que estabelecidos e felizes com seu sucesso.

Meu pai era patriota, nostálgico, sonhador e leal. Ainda que impressionado pelas habilidades sociais da minha mãe e pelo refinamento de sua família, sempre teria saudade do antigo bairro.

Eles mudaram para Miami, onde minha mãe crescera. Não havia muito trabalho com TV na cidade, então meu pai abriu uma pequena agência de publicidade e fez comerciais para mercados de segunda mão e corridas de cavalos locais.

O "legal" derreteu sob o sol e se tornou depressão. Ele era bom na parte criativa. Só que, para conseguir mais trabalho, tinha que se vender para clientes em potencial. E, para ser bom em vender qualquer coisa, ou você precisa conseguir entrar na mente dos outros para saber o que querem ou precisa ter uma personalidade tão magnética que aceitem o que quer que esteja vendendo.

Meu pai não servia para nenhuma dessas coisas. Ele gostava de ir para a cama cedo e de repetir trocadilhos e provérbios. (Um dos seus preferidos ainda é "Até um relógio parado está certo duas vezes ao dia".) Incontáveis brigas irrompiam entre os dois, ou porque meu pai dirigia devagar demais ou porque pegara no sono de novo numa festa. "Eu só estava descansando os olhos", ele dizia.

Ele também estava sempre desistindo do trabalho como publicitário. E culpava a si mesmo por aquilo. Tínhamos um diálogo absurdo todos os dias, em que eu perguntava como havia sido seu dia e ele respondia, sem a menor vergonha, "cheio". Até eu sabia que era mentira, e que as discussões dos meus pais não eram de fato sobre a velocidade em que meu pai dirigia, mas sobre ele não estar na pista expressa da vida.

Minha mãe era o oposto: extrovertida, carismática, confiante e capaz de vender qualquer coisa. Popular e bonita, tinha sido escolhida como a mais bem-vestida na escola, então se formou em vendas na Ohio State. Ela se interessava por tudo o que era novo: os estilos de roupa mais recentes, os restaurantes da última moda. Transformou nossa sala numa galeria para que jovens artistas exibissem seus trabalhos. Ela e uma sócia abriram uma loja de roupas femininas muito bem-sucedida, que também servia como uma espécie de ponto de encontro aonde as mulheres iam para conversar, e não só comprar. O clima de Miami tecnicamente é de monção, mas, como está sempre congelando dentro dos lugares por causa do ar-condicionado, as clientes se enchiam de malhas.

Cresci no mundo da minha mãe. Se não estava na loja, estava passeando com ela pela concorrência para ver o que fazia. Com oito anos, enquanto as outras crianças quebravam ossos praticando esportes, tive uma contusão de loja: meu irmão e eu estávamos brincando no departamento de artigos esportivos femininos da Burdine's quando uma caixa registradora caiu e sofri uma fratura no pulso.

Compras era um assunto que discutíamos em profundidade. Era até mesmo uma fonte de sabedoria. "Se não ama, não compre", minha avó dizia. Nosso equivalente ao koan budista era "Por que, assim que você leva um item para casa, ele não parece cair tão bem quanto caía na loja?".

Quando chegou a hora de escolher um tema para minha festa de bat mitsvá, passei pelos mais comuns na época — tênis, viagem espacial, luau havaiano —, mas acabei escolhendo "compras". Era o único assunto que eu conhecia intimamente. Minha mãe e eu fizemos cartões de crédito de mentirinha, e ela contratou alguém para fazer arranjos de mesa com sacolinhas da Bloomingdale's e da Neiman Marcus. A pessoa pareceu surpresa quando descrevemos o tema da festa, mas ninguém na minha família achou que era um jeito estranho de marcar minha passagem para a vida adulta.

No entanto, eles mencionaram que não podíamos pagar uma festa. Numa rara revelação de uma notícia ruim, minha mãe me chamou no quarto dela um dia e disse que talvez tivéssemos que cancelá-la, por falta de fundos. (Em vez disso, acabamos fazendo num lugar mais barato.)

Nosso estilo de vida era possibilitado pelo meu avô paterno, que pagou por quase toda a minha festa e pelo novo telhado da nossa casa. Ainda que, como meu pai, ele fosse filho de imigrantes pobres, tinha facilidade em se conectar com as pessoas, fechar negócios e ganhar dinheiro.

Meu avô pagou pelas escolas particulares em que eu me misturava com os filhos dos maiores ricaços de Miami. Alguns dos meus colegas de classe moravam em mansões em Miami Beach de frente para a praia, que eram alugadas como cenário de filmes e programas de TV. Alguns ganharam um Porsche quando tiraram carta. Minha mãe foi me buscar na escola de Toyota uma vez e um garoto desdenhou: "É o carro da sua empregada?".

Nunca questionei essa cosmologia. Imaginava que uma boa saída para mim seria me casar com um cirurgião plástico. (Outra máxima da minha avó era "É tão fácil se apaixonar por um homem rico quanto por um pobre".)

Embora eu não percebesse na época, minha vida mudou quando descobri *The Official Preppy Handbook*, um guia satírico dos hábitos dos brancos protestantes da Costa Leste que tinham dinheiro de família. Ele descrevia um mundo em que as pessoas tinham um cachorro setter irlandês, iam esquiar em Gstaad e usavam cinto com estampa de pato. ("Quanto menos relacionado a patos um objeto está, mais pede por um adorno do tipo.")

Antes de ler, eu mal fazia ideia de que existiam americanos que não eram latinos, judeus ou negros. Não estava familiarizada com a estética dos brancos protestantes: por que seria bom ter móveis usados em vez de novos?

Eu sabia que não era rica. Não conhecia ninguém chamado Skip ou Bink (embora tivesse um amigo cubano que chamávamos de "Juanky"). Sabia mais ou menos velejar, mas minha casa não estava cheia de latinhas de cigarro que meu pai tinha ganhado em regatas.

Mas o livro confirmou minha suspeita de que havia muita coisa que minha família não dizia. A vida cotidiana — até a minha — podia ser decodificada e explorada em busca de um significado. Suas roupas, as palavras que usa, seus tapetes e os objetos espalhados pela sua casa, tudo isso contribui para formar uma espécie de mapa tribal.

Nunca discutimos qual era nossa tribo, e só seguíamos o mínimo da nossa religião. (No meu bat mitsvá com tema de compras, servimos coquetel de camarão.) Mas, quando entrava num restaurante com meus pais, podia distinguir que mulheres minha mãe conheceria, mesmo que nunca as tivesse visto. Tinham o mesmo rosto, as mesmas roupas, os mesmos penteados que nós. A maior parte dos pais e avós tinha vindo para a América mais ou menos da mesma região que os nossos e na mesma época. Era como se todos os vilarejos bielorrussos tivessem sido transportados para o sul da Flórida, e seus descendentes passassem a jantar nos mesmos restaurantes italianos.

Eu não sabia na época, mas sonhava com um equivalente do *Preppy Handbook* para minha própria vida, que explicaria os *nossos* objetos, roupas e costumes. Queria conhecer o significado invisível de tudo — o que usávamos, por que todos tínhamos sotaque meio nova-iorquino, de onde exatamente vínhamos. Mas como poderia fazer uma antropologia da minha própria vida? Não era nem uma testemunha confiável quanto a quem tinha caído na piscina.

Conforme fui ficando mais velha, passei a confiar mais no meu próprio julgamento. Num aeroporto, prestes a voltar para casa depois de uma viagem escolar — financiada pelo meu avô —, encontrei o marido de uma prima mais velha no saguão de embarque. Só que ele não estava com minha prima e os dois filhos dele — estava com uma loira bonita e uma criança pequena igualmente loira. Quando ele me viu, pareceu ficar em pânico.

"Neil tem outra família", eu disse à minha mãe quando voltei a Miami.

"Impossível", ela disse. (Sem nenhum empurrãozinho meu, minha prima e o marido se separaram pouco depois.)

Depois que tive um gostinho da verdade, passei a querer mais. Comecei a ler os romances de espionagem da Guerra Fria da minha mãe, e a sonhar em ter uma mente afiada que usaria para decifrar códigos e resolver crimes.

Não interessava se não conseguia entender nem a trama de filmes de espionagem, memorizar um número de telefone ou guardar um segredo. Eu imaginava um futuro no qual eu decorava as placas de carro que passavam e revelava os motivos de agentes estrangeiros. Com certeza a CIA ia descobrir meus talentos e me recrutar.

Eu me sairia muito bem estudando inglês na faculdade (a verdadeira lição em todos aqueles romances de espionagem era que eu adorava ler). Mas a literatura parecia um assunto leve demais. Eu me formei em filosofia para afiar minhas habilidades analíticas. Fiquei firme, apesar de não ter talento para a matéria e de não gostar das aulas. Quando pedi a uma professora uma carta de recomendação, ela escreveu: "Pamela provavelmente vai ser boa em algo, mas não em filosofia".

Tive alguma noção sobre a vida em Miami quando passei um semestre estudando no México. Como parte de um programa chamado "La Realidad", morei com uma família de sete pessoas numa casa de blocos e concreto localizada numa estrada de terra. Só saía água fria da única torneira disponível, então eu tomava banho de balde com água aquecida. Certa noite, quando serviram uma fruta exótica depois do jantar, eu a devorei. Então me deparei com sete rostos abatidos — aquela deveria ter sido a sobremesa de todos nós.

"Não somos pobres!", contei ao meu pai, animada, quando voltei a Miami. Pelos padrões mexicanos, nosso Toyota mediano era um item de luxo. Mas a nova perspectiva não lhe deu nenhum conforto. Ele não queria desmascarar o esquema de Miami. Só queria se sair bem nele. Um dia, sentado no Toyota na garagem de casa, sob os pés de manga, meu pai me confessou uma coisa.

"Não sei como ganhar dinheiro."

Eu tampouco sabia. Depois da faculdade, trabalhei por um breve período para uma start-up israelense cujo modelo de negócios, conforme meu entendimento, consistia em postar informações na internet sobre feriados judeus. Em minha defesa, eu me perguntava por que a empresa tinha tantos funcionários, a maioria deles homens jovens. O que não notei foi que, atrás de uma porta fechada que ficava a cinco metros de onde eu sentava, um time de programadores tocava o verdadeiro negócio: pornografia on-line. (Um ex-colega me revelou isso anos depois de ambos termos saído de lá.)

Entrei na vida adulta sem poderes de percepção muito afiados. Em vez de uma faca, meu cérebro era como uma colher: podia cavar, mas precisava de tempo. Embora eu não fosse idiota, estava longe de ser astuta. Às vezes, meus insights vinham anos depois do fato. Quando algo ruim ou apenas inesperado acontecia, meu primeiro impulso era ignorar.

Então decidi me tornar jornalista. Algumas pessoas escolhiam esse caminho porque eram observadores atentos, ou porque queriam expor o que havia de errado no mundo. Eu tinha outro motivo: queria descobrir o que estava acontecendo.

VOCÊ SABE QUE ESTÁ NOS QUARENTA QUANDO...

- Pelos no queixo são um fato.
- Seu braço tem celulite.
- Todo mundo que você acaba de conhecer lhe parece familiar.
- Às vezes você acorda de ressaca mesmo sem ter bebido.
- Ter amigos mais velhos já não faz com que se sinta mais nova.

2. Como escolher um parceiro

Em determinado momento, tomei uma importante decisão de vida: se não posso ser adulta, vou dormir com um adulto. Estrelas simétricas do cinema hollywoodiano não faziam meu coração acelerar. Eu gostava de homens inteligentes e fora de forma. Quando estava no ensino médio, colei um pôster de Barney Frank — o congressista liberal de Massachusetts, um homem muito inteligente — na parede do meu quarto. (Como nunca ia dar em nada, me pareceu irrelevante que ele fosse gay.)

Na vida real, eu saía com homens que eram, se não mais sábios que eu, pelo menos bastante mais velhos. Era atraída sobretudo por estrangeiros que liam o jornal em línguas exóticas. Embarquei numa viagem romântica pelo mundo, saindo com um gênio que falava alemão em Nova York e era incapaz de fazer contato visual, e com um psiquiatra húngaro que — ao me dar o fora — explicou que eu simplesmente não tinha traumas emocionais o bastante para ele.

A oferta de estrangeiros se expandiu quando fui contratada por um jornal para cobrir a América Latina. Durante o período em que fiquei alocada no Brasil, conheci todos os judeus de São Paulo e terminei com um DJ que morava com a mãe e — a julgar pelos olhares atravessados que ela me lançava durante o café da manhã — havia tido um caso pouco tempo antes com a empregada que morava com eles.

Eu ficava facilmente deslumbrada pelo mundanismo. Um pretendente russo era fluente em quatro línguas; precisei de um ano para sacar que não tinha senso de humor em nenhuma delas.

Sabia que era um mau sinal que um banqueiro mexicano não tivesse levado nada para ler num feriado na praia além de um manual de negociação de títulos. Mas só terminei tudo depois que lhe dei um diário com capa de couro no seu aniversário e ele me perguntou o que eu esperava que fizesse com um livro sem nada escrito nele.

Quando finalmente me voltei a meus compatriotas e saí com o filho de um advogado dos subúrbios de Chicago, ele decidiu que eu não era exótica o bastante para *ele*. "Às vezes acho que você é só uma garota judia de Miami", ele confessou. Eu tinha esse mesmo medo.

O suposto objetivo dessa viagem pelo mundo era o casamento, mas poucas pessoas que eu conhecia de fato casavam. E os que casavam o faziam com a pessoa errada. Um homem casou com uma lésbica que o deixou quase no mesmo instante para ficar com a professora bonitona de pilates. Minha amiga Elaine foi casada por um breve período com um poeta rabugento que seus amigos chamavam pelas costas de "o primeiro marido de Elaine". Outra amiga estava tão apavorada com a possibilidade de não ter filhos que casou com um homem mais novo a quem se referia como "o cara antes da minha cara metade".

Sempre imaginei uma cronologia romântica parecida com a da minha mãe para mim mesma: teria alguns namorados e casaria aos 27. Ninguém me avisou que membros da minha geração podiam passar quinze ou vinte anos entre o fim de um relacionamento e o começo de outro. Quando os 27 chegaram e passaram voando, não interpretei como uma mudança na demografia, mas como uma falha pessoal.

Quase ninguém que eu conhecia estava se dando bem com o novo ritmo dos relacionamentos. Por alguns meses, frequentei um grupo de terapia semanal em Nova York que consistia em solteirões estressados reclamando da vida amorosa. Fiz um curso de escrita ficcional depois do trabalho, e praticamente todos os contos dos alunos eram sobre pessoas de vinte e poucos anos num encontro. "Agora vamos para o próximo casal", o professor dizia.

Minha vida romântica era como uma sucessão de episódios de *sitcoms*. Havia o professor de improvisação que dividia cada conta até a casa dos centavos e o autor de um primeiro romance que terminou comigo quando não mostrei entusiasmo suficiente pelo seu livro. Uma vez, enquanto esperava num restaurante que a pessoa com quem tinha concordado em encontrar às cegas chegasse, dei o número do meu celular ao homem na mesa ao lado, que também estava esperando por alguém para um encontro.

Em meio a tudo isso, meus pais foram até Nova York comunicar que estavam se separando. "Por que demoraram tanto?", meu irmão e eu respondemos quase ao mesmo tempo.

Eu sabia como um casal incompatível se comportava, e não tinha nenhuma dificuldade em replicar seu comportamento. Num avião, conheci um especialista em fusões e aquisições bem gato cujas mãos mais pareciam lixa e que não mantinha nada além de garrafas de água na geladeira. Estava claro que não íamos nos apaixonar. Num momento de angústia pós-coito, perguntei a ele por que estávamos fazendo aquilo. Ele apontou para nossos corpos nus e disse: "Porque nunca mais vamos ficar tão bonitos pelados".

Não tenho muita certeza de como eu conseguia trabalhar. Viajava por toda a América Latina cobrindo eleições e crises financeiras. Ao mesmo tempo, vivia num estado quase perpétuo de angústia romântica, enquanto tentava me livrar de homens mal escolhidos ou enquanto os homens tentavam se livrar de mim.

Mas também havia algo de viciante naquilo. Cada nova pessoa continha em si tanto a possibilidade de partir meu coração quanto a de comprar uma casa comigo. Quase todo mundo que eu conhecia ficava trocando o tempo todo de parceiro também. Quando alguém tinha um defeito terrível — era invejoso, por exemplo —, procurávamos alguém que fosse o oposto nessa área específica — no caso, que não tivesse nem um pingo de inveja. Mas a pessoa nova também vinha com um defeito novo, então passávamos para outro alguém, com outro problema.

Era raro conseguir qualquer conselho concreto sobre como escolher um parceiro. Ignorei a tia que me avisou que um homem "não vai comprar a vaca se tiver o leite de graça". (Ela estava no terceiro marido na época, e havia distribuído muito leite.) Minha mãe e eu não analisávamos meus namorados juntas, mas de tempos em tempos ela mandava caixas de roupas da sua loja em meu auxílio. Fiquei aliviada quando alguém me disse que cada pessoa tem trinta almas gêmeas em potencial no mundo. Quando repeti isso a um colega solteiro, no entanto, ele me disse: "Sim, e estou tentando dormir com todas elas".

Uma vez, quando estava em dúvida se terminava ou não com um cineasta libanês, pedi conselhos a um jornalista indiano. "Você só precisa responder a uma pergunta: acredita nele?", meu amigo disse. (Isso parece muito mais profundo com sotaque híndi.) Em outras palavras, se o cineasta tivesse perdido tudo — o emprego, o status e todo o dinheiro —, eu ainda teria fé nele?

A resposta era não. Se o mundo o rejeitasse, eu concordaria com o mundo. Embora os homens com quem saía fossem em sua maioria mais velhos (o ponto ótimo, por uma década, foi 34 anos), nenhum deles tinha aquela essência mágica do adulto que eu procurava.

Então um milagre romântico aconteceu. Enquanto eu cobria a crise da dívida argentina, um amigo em comum me apresentou a Simon num bar. Ele era um jornalista britânico que morava em Paris e estava passando alguns dias em Buenos Aires para escrever uma matéria sobre futebol.

Minutos depois de conhecê-lo, Simon me contou sua teoria de que existem apenas três tipos de pessoas: trabalhadores braçais, preguiçosos e fantasistas. Trabalhadores braçais punham a mão na massa. Preguiçosos nem fingem se esforçar. E fantasistas sonham com a grandeza, mas não fazem nada de fato. Ele me diagnosticou na hora, e de maneira acertada, como uma preguiçosa com tendências fantasistas.

O fato de Simon ser bonito e ter sotaque londrino ajudou. E havia também o grande alívio de que se tratava de um escritor e estudioso. (Nos anos seguintes, ele ficaria muito feliz com os diários de capa de couro com que eu o presentearia em seus aniversários.) Mas o argumento decisivo foi que, mesmo tendo trinta e poucos anos, Simon já desenvolvera uma teoria plausível — ou pelo menos interessante — da humanidade. Ele era o equivalente vivo do *Preppy Handbook*; alguém que sempre classificava tudo.

Logo aprendi o motivo. Seus pais eram antropólogos que o criaram em seis países diferentes. Em todo lugar que moravam, analisavam os locais e a si mesmos. Antes de conhecer o pai dele, um importante professor, pedi ajuda a Simon. "Vai ficar tudo bem", ele disse. "Só não use a palavra 'cultura'."

A família de Simon era diferente da minha. A casa deles tinha milhares de livros, incluindo alguns escritos por familiares, amigos e colegas. Eles discutiam a própria história, voltando muitas gerações no tempo.

Também conheciam a história mundial e com frequência tocavam no assunto. Quando o pai de Simon ficou chocado com uma pergunta que fiz, disse: "Mas isso foi no *século III*", como se explicasse tudo.

Os fatos orbitavam constantemente na casa da família de Simon, e todos os assuntos estavam abertos a discussão. Jantares com eles incluíam longas análises do noticiário, o que cada um vinha fazendo no trabalho e os pontos fracos de inúmeros parentes. Havia conversas elaboradas sobre classes sociais, incluindo a deles próprios.

Coisas ruins eram sempre comentadas. As pessoas falavam mesmo se não tivessem nada de bom a dizer. Enquanto eu acompanhava minha mãe na sessão de artigos esportivos femininos, Simon estava aprendendo a nomear o que acontecia à sua frente.

Todo esse treinamento desde cedo o transformara numa espécie de decodificador humano. Ele enxergava as motivações de uma pessoa, explicava seus pontos positivos e negativos com tanta clareza quanto eu detectava a marca de um sapato ou de uma bolsa que ela estivesse usando.

Estar com Simon era como ter uma Pedra de Roseta pessoal, capaz de traduzir cada interação desconcertante. Quando íamos embora, eu perguntava sua opinião quanto ao que todos os outros haviam sinalizado e dito. Ele tinha respostas plausíveis para todas as minhas perguntas vergonhosas. Por que os vizinhos eram tão ruins para nós? Por que os Estados Unidos ainda estavam em guerra contra o Iraque? Queria saber o que ele pensava sobre tudo.

Um dia, num hotel, olhamos para nós mesmos no espelho. A luz entrava por uma janela. No fundo do quarto, havia sobras de uma refeição na mesa. "Parecemos um quadro de Vermeer", ele disse. Eu tinha passado quinze anos esperando que um homem me dissesse algo assim. Imaginava que Barney Frank teria dito algo do tipo.

Não queria conhecer todas as possibilidades. Finalmente, minha resposta para "Você acredita nele?" era "Sim".

Levei um tempo para entender por que Simon gostava de mim. Ele também tinha pulado de galho em galho por um tempo. E eu tive sorte. Simon descobriu que sua namorada anterior, que estava fazendo doutorado em literatura inglesa, não sabia quem era Ióssif Stálin. ("Ou Mao", ele acrescentou, quando toquei no assunto anos depois.)

Eu não era perfeita, mas sabia o nome de todos os principais ditadores do século xx. Quando fui demitida do jornal, em meio a um corte de pessoal, mudei para Paris e me tornei freelancer. Pouco depois, Simon me pediu em casamento.

Estávamos deitados na cama uma noite quando virei para ele e fiz uma confissão:

"Estou com você porque é um adulto", eu disse, com medo de chocá-lo.

"Eu sei", ele respondeu. Então virou para o lado e dormiu.

VOCÊ SABE QUE ESTÁ NOS QUARENTA QUANDO...

- Sua queda por Jesse Eisenberg parece inapropriada.
- Você se dá conta do *mansplaining* no mesmo instante em que acontece.
- Qualquer homem sem barriguinha parece magro.
- Toma café *antes* de sair para jantar.
- Não tem mais nem acne de adulto.

3. Como fazer quarenta

Simon e eu nos casamos quando já estávamos com trinta e poucos, então tínhamos pressa de procriar. Em poucos anos, tivemos uma filha e depois gêmeos. (Somos de uma geração em que, já que há dois provedores na casa, os filhos vêm em dobro.)

Peguei alguns macetes da vida adulta. Agora sou casada, tenho um imóvel e lavo as roupas de uma família de cinco. Tenho um homem sábio dentro de casa e sou a encarnação da autoridade para meus filhos. Encontrei minha família. Mas ainda não me sinto adulta, em parte porque não encontrei minha tribo.

Assim como tive dificuldade em fazer a triagem de parceiros românticos, tenho dificuldade em escolher amigos. Desde a infância, sou a companheira divertida de mulheres lindas e obcecadas por si mesmas. Uma delas usou um vestido branco no meu casamento.

Simon fica impressionado com alguns amigos meus que passam por Paris. Um nova-iorquino ficou no nosso porão por diversas semanas, subindo apenas para criticar minha postura, depreciar minha escrita e se vangloriar da sua própria saúde. Como presente de despedida, ele nos deu pregadores de madeira.

Um cara que foi meu colega de classe no ensino médio insistiu em ficar conosco semanas depois que os gêmeos nasceram. Ele mal deu atenção aos bebês, a não ser para reclamar do "barulho constante". Outro homem, que conheci numa das minhas viagens, veio para passar o fim de semana com a nova namorada. Usou nossa máquina de lavar roupa assim que chegou, estendeu roupas molhadas por todo o apartamento, então anunciou que voltariam dentro de alguns dias, quando as roupas estivessem secas. (Percebo agora que minhas amizades giram em torno de lavar roupa.)

Simon não entende. Sou limpinha, simpática e mais ou menos legal. Por que traria aquela gente para a nossa vida? Entre todas as pessoas de quem eu poderia ficar amiga, por que aquelas? Amizades deveriam ser algo sofrido? Ao contrário de mim, Simon possui muitos amigos de longa data, que têm consideração por ele e lhe são devotados. Eles constituíram a maior parte dos convidados do nosso casamento. E nenhuma das mulheres usou branco.

Sou atraída por pessoas intensas que exigem muita atenção. O lado positivo dos narcisistas é que eles não parecem duvidar de si mesmos. São falsos adultos; têm pouca sabedoria, mas muita segurança. E certamente identificam minha mistura de admiração, insegurança e tolerância com mau comportamento.

Quando digo a Simon que os amigos dele não são tão imprevisíveis quanto os meus, ele explica que é importante se cercar de pessoas bondosas, divertidas, confiáveis e inteligentes. Meu marido me incentiva a estudar as pessoas antes de ficar amiga delas, e me afastar se alguma dessas qualidades estiver em falta. ("Pondere por um longo tempo se deve admitir determinada pessoa em seu círculo de amizades", o filósofo romano Sêneca disse há 2 mil anos.)

Mas não estou interessada em analisar outras pessoas; estou preocupada comigo mesma. Os outros me parecem tridimensionais e sólidos, com qualidades duradouras como bom discernimento e sagacidade. Tenho receio de que, por baixo da superfície simpática, eu não tenha nenhuma qualidade enraizada. Fico surpresa quando softwares de reconhecimento facial conseguem identificar fotos minhas.

Talvez por causa disso, nunca acho que minhas amizades vão durar. É como se eu estivesse no palco, interpretando o papel de indivíduo afável, e apontasse o novo amigo como público e crítico. Isso significa que posso fracassar a qualquer momento. E se minha próxima fala não prender a atenção? Já fiz comentários interessantes o bastante para poder relaxar no meu estado natural e ser entediante por um tempo? A outra pessoa pode gostar de mim agora, mas e se mudar de ideia?

Começo uma amizade calorosa, gostando genuinamente da outra pessoa. Mas me manter no personagem é exaustivo. Para esconder minha fragilidade interior, fico cada vez mais reservada e distante. Passo a não revelar mais detalhes triviais da minha vida, como o assunto da reportagem que estou escrevendo ou o dia em que vou sair de férias.

Os únicos amigos que não se incomodam com isso são aqueles que estão totalmente focados em si mesmos. Eles não se importam, ou nem notam, que não revelo muito sobre minha pessoa. Quando leio na internet que um dos sintomas do narcisismo é sentir que sua vida é uma fachada para esconder o vazio, me preocupo que possa ser o meu caso.

"Você é um pouco egocêntrica, mas não narcisista", Simon me garante.

Conforme nos aproximamos dos quarenta, noto que alguns dos meus amigos mais egocêntricos estão ficando cada vez piores. Características que eram engraçadinhas aos vinte e preocupantes aos trinta parecem perigosas aos quarenta. Excentricidades da juventude amadurecem como patologias adultas.

As circunstâncias também mudaram. Uma coisa é me expor a pessoas diferentes. Outra é expor meu casamento e meus filhos. Nem preciso romper com a maior parte dos meus "amigos". Assim que interrompo seu monólogo incessante sobre a própria vida ou não deixo que acampem no meu porão, eles param de ligar.

Quando me livro dos narcisistas, sobra pouca gente. Mas não tenho problema com isso. O mero fato de gostar de uma pessoa agora parece prova de que há algo perigosamente errado com ela.

Substituo minhas amizades disfuncionais por pessoas que são mais como uma espécie de conhecidos, e não amigos próximos. A maior parte está longe de casa, assim como eu, e fica feliz em encontrar qualquer pessoa que fale inglês e pague sua parte da conta. Posso satisfazer minha necessidade de socialização ocasional sem ficar à mercê de qualquer um.

Mas, conforme meu aniversário de quarenta anos se aproxima, isso começa a parecer patético. Tenho certeza de que ser adulto não é uma questão de manter relações cordiais com pessoas simpáticas que mal me conhecem. Meus filhos estão crescendo e começando a notar mais as coisas. Como posso ser um modelo de relacionamentos saudáveis quando tenho tão poucos deles?

Para mudar as coisas, decido fazer uma festa de aniversário. No entanto, não convido nenhum dos profissionais de classe média nem das mães que não trabalham com quem ando socializando. Em vez disso, convido gente de quem gostaria de ficar amiga e que suspeito que seja minha verdadeira tribo: um punhado de escritores e intelectuais que conheço de modo superficial. Minha lista de convidados cuidadosamente montada tem meia dúzia de pessoas e seus acompanhantes, incluindo um professor de uma das mais importantes universidades americanas, um documentarista, uma jornalista sul-africana muito celebrada e uma mulher cujo namorado escreve para a *New Yorker*. Alguns deles, vi uma única vez.

Como meu aniversário cai num domingo, convido essas pessoas a darem uma passadinha na minha casa entre as quatro e as seis da tarde. É algo descompromissado e não tem muita coisa mais acontecendo numa tarde de inverno, então todo mundo aceita.

Passo o dia posicionando flores, queijos italianos e aperitivos na bancada da cozinha. Separo uma dúzia de taças de espumante. Visto meus filhos com roupas parisienses fofíssimas e aviso que não devem tocar a comida. Minutos antes das quatro, ponho um jazz tranquilo e complexo para tocar, a trilha sonora da minha nova vida.

Então espero que meus quarenta comecem. Na primeira hora, ninguém aparece. Meus filhos ficam sentados em silêncio a princípio, então imploram para comer alguma coisa ou sair um pouco. Logo, olham para mim com o que parece ser pena. Por que nenhum amigo da mamãe veio ao aniversário dela? Meu marido lê um livro no sofá, distraído.

Às cinco, o documentarista manda uma mensagem dizendo que ele e a esposa não vão poder vir. Guardo duas taças. Às cinco e quinze, a jornalista sul-africana chega com o namorado. Eles conversam educadamente comigo e com Simon, enquanto olham em volta, para nosso apartamento quase vazio. Mal me conhecem; seriam os únicos convidados?

Por volta de cinco e meia, outros quatro ou cinco aparecem e formam grupinhos pequenos em volta da ilha da cozinha. Passo ansiosamente de um para o outro, tentando conjurar um clima de salão. Mas não é um deslumbrante salão parisiense. É uma reunião esparsa, desconfortável e excessivamente produzida de pessoas que não têm muita certeza de por que vieram. Todos vão embora antes das seis e quinze, sem ter terminado uma garrafa de champanhe que fosse. Ninguém, exceto meus filhos, come nada.

Meu aniversário de quarenta anos fracassado deixa algumas coisas claras: estou velha demais para sonhar com a festa perfeita. E, embora não tenha passado nem um dia inteiro nos quarenta, já estou fazendo tudo errado.

VOCÊ SABE QUE ESTÁ NOS QUARENTA QUANDO...

- Não há mais nada que lhe pertença no seu antigo quarto na casa dos seus pais.

- Tem memórias precisas de coisas que aconteceram há muito tempo.

- Vê uma foto em sépia de uma mulher indígena castigada pelo tempo ao lado de um tear e se dá conta de que ela deve ter sua idade.

- Sai de casa sem maquiagem e as pessoas ficam perguntando se está cansada.

- Não está considerando aplicar botox, mas talvez comece a usar franja.

4. Como criar os filhos

Procuro compensar o véu de boas notícias da minha própria família falando com meus filhos sobre praticamente tudo. Dissecamos as características de todo mundo que conhecemos, inclusive dos amigos deles.

Talvez eu exagere um pouco. Uma manhã, quando estou acompanhando minha filha (cujo apelido é Bean) até a escola, menciono que, quando eu era pequena, nunca analisávamos as outras pessoas. Ela acha isso inconcebível.

"Isso é tudo o que fazemos", ela diz.

Em retrospectiva, acho que criar filhos pequenos é em grande parte um teste de resistência física. (Escrevi um livro sobre como tornar esse teste um pouco mais fácil de suportar.) Conforme eles crescem, torna-se um teste de discernimento, ao mesmo tempo que serve como medida de sua própria adultice. Com frequência me sinto como a governante de um pequeno país que é constantemente chamada para criar leis e resolver conflitos. É preciso ser sábia — ou pelo menos justa — para ter qualquer credibilidade diante dos seus súditos.

Isso é particularmente verdade com gêmeos. Quando meu filho do meio tem um pesadelo e começa a chorar às três da manhã, corro para seu quarto. Sonhou com monstros? Terroristas?

Não. "Você deu um pacote de balas pro Leo, mas não pra mim", ele me conta. (Tenho que comentar que, embora os meninos tenham nascido com minutos de diferença, ainda pensam em si mesmos como o filho do meio e o mais novo, então eu faço o mesmo.)

Pela manhã, com frequência fico dividida entre bancar a figura reconfortante da autoridade capaz de lidar com tudo e uma abordagem mais natural, do tipo "estamos todos explorando a vida juntos". Devo agir como mãe ou como eu mesma? Se eu aparentar ter defeitos demais, meus filhos vão se sentir seguros?

No que se refere a organização, sou praticamente infalível. Estudos mostram que, aos quarenta, as pessoas chegam ao ápice em termos de "meticulosidade". Ter filhos muitas vezes parece exigir pouco mais que isso, como quando ponho o nome deles em seus casacos, assino suas autorizações e os obrigo a cumprir o regime de escovação de dentes. Sou uma deusa da organização.

Meus filhos, nem tanto. É como se o mundo físico estivesse totalmente fora de seu controle. Meu filho mais novo uma vez voltou da escola com uma mancha roxa na parte de trás da calça. Ele disse que era torta. (Na verdade, ele disse "*tarte*", em francês.)

"Como você conseguiu sujar sua bunda de torta?", perguntei, impressionada.

"Não foi culpa minha. Estava na cadeira em que eu sentei", ele explicou.

"Você estuda com os Três Patetas?", perguntei.

Faz anos que não perco nada. Mas, mesmo agora que meus filhos estão mais velhos, eles não conseguem manter nem mesmo um moletom em vista. O do meio com frequência corre pelo apartamento gritando: "Perdi minhas bolinhas de gude!". (Sim, bolinhas de gude são o maior sucesso na escola dele.) Ponho um saquinho plástico na mala de cada um deles quando viajamos, mas as roupas sujas sempre voltam misturadas com as limpas.

Sou menos competente quando meus filhos chegam com questões morais, factuais ou filosóficas. Sabe quem é meu terceiro jogador de futebol preferido? Por que não damos dinheiro aos moradores de rua? Em quantos países já vomitei? Por que Hitler não gostava dos judeus?

O tema espiritual é especialmente desafiador.

"Se Deus existisse, faria sol todo dia. Não tem sol hoje, então Deus não existe", meu filho do meio explica durante um piquenique num dia nublado.

"Acho que está mais que provado", retruco.

Consigo me safar de algumas perguntas, mas, como estrangeira, nem sempre tenho a opção de parecer uma adulta capaz. Mesmo depois de doze anos na França, o dia a dia pode ser desconcertante. Meus filhos — que nasceram aqui e estudam numa escola comum — logo se deram conta de que não sei a gramática francesa do terceiro ano e que não consigo fazer uma conta de divisão do jeito "francês". Eles insistem em revisar todos os bilhetes que mando para seus professores ou pais dos seus amigos. Quando solto a criatividade no texto do convite para a festa de aniversário dos meninos, meu filho mais novo estabelece o limite com diplomacia: "Mãe, juro que ninguém fala assim".

Mas eles também veem vantagens em ser filhos de estrangeiros. Quando falam palavrões em francês, quase nunca noto. Só percebi que uma palavra era inaceitável quando um amiguinho deles veio dormir em casa e perguntou, surpreso: "Sua mãe deixa você falar assim?".

Tento persuadir as crianças a vir para meu mundinho americano, onde minha gramática e minha ortografia são impecáveis. Simon e eu só falamos com eles em inglês, e enchemos suas estantes com histórias escritas nessa língua. Mas isso não os transforma em americanos em termos de cultura. A sintaxe deles é influenciada pelo francês ("Está molhada, a grama?") e há palavras que só viram em livros, então nem sabem como pronunciar. No Dia do Armistício, Bean me conta que viu na escola uma "midalha" da Primeira Guerra (ela quer dizer "medalha"). Uma vez, quando estava chateada, disse que se sentia "dessolada".

"Desolada", corrigi.

Com frequência tenho que traduzir seu inglês para o meu.

"O que é um *pi ou néro*?", Bean me pergunta certa noite, quando estou fazendo o jantar.

"Como?"

"Um *pi ou néro*. Tipo na época da Laura Ingalls Wilder."

"Como se escreve?"

"P-I-O-N-E-I-R-O."

Pelo menos consigo transmitir o humor americano, ou no mínimo a variedade vaudevile. Meus filhos gostam da piada sobre quantas mães judias são necessárias para trocar uma lâmpada. ("Nenhuma, estou bem, vou ficar aqui no escuro mesmo.") Eles também adoram aquela sobre o filho que aparece usando um dos dois suéteres que a mãe acabou de lhe dar. Meu filho mais novo conclui com um sotaque franco-iídiche: "Como? Você não gostou do outro?".

Fico feliz quando usam algumas expressões americanas, ainda que eu não tenha nenhum controle de quais. Sendo franceses, eles ficam encantados com "Quem cortou o queijo?" [usada quando alguém solta gases]. Bean, que assiste a muita TV americana, gosta em particular de "Cala a boca!", no sentido de "Pode continuar me elogiando!".

"Meu sangue está fervendo", eu lhe disse uma vez que estava brava.

"Espero que seja uma expressão", Bean retruca.

Ao contrário de mim, meus filhos só usam graus Celsius. Quando me confundo e digo a temperatura em Fahrenheit num dia quente, eles ficam assustadíssimos. "Não podemos sair, ou vamos queimar!", um dos meninos exclama.

O santo graal do meu projeto de americanização é mandá-los para um acampamento nos Estados Unidos. Depois de três semanas em cabanas com crianças dos subúrbios de Boston, a aculturação será feita por mim. Eles formarão um vínculo emocional com meu país e aprenderão gírias americanas.

Peço catálogos e mostro aos meus filhos uma propaganda na qual meninos da idade deles cantam músicas em volta da fogueira e contam sobre seus novos amigos. Fico arrepiada vendo as crianças pulando no lago margeado por árvores, como eu mesma costumava fazer, enquanto toca uma música animada ao fundo.

Mas meus filhos ficam horrorizados. Criados na França, não acreditam que alguém seria tão animado por vontade própria. Bean acha que parece um vídeo de reféns.

"Obrigaram as crianças a dizer isso. Não consegue ver?", ela me pergunta.

Não é só o espírito de acampamento que a incomoda. É acordar com uma corneta e ser obrigada a cantar em uníssono. "Mãe, não vou ter sua infância americana", ela diz. "Não quero acordar às sete da manhã para fazer braceletes. Não mesmo. É melhor aceitar isso."

VOCÊ SABE QUE É UMA MÃE OU UM PAI DE QUARENTA E POUCOS ANOS QUANDO...

- Decide que nadar conta como banho.
- Acha um tédio ter que contar ao terceiro filho como os bebês são feitos.
- Tem dificuldade em explicar como era a vida antes do YouTube e do celular.
- Restringe cuidadosamente o horário de televisão dos seus filhos, mas verifica o próprio celular a cada quinze minutos.
- Não consegue acreditar que são necessários tantos anos de escola para aprender alguma coisa.
- Às vezes fica tentado a deixar seus filhos faltarem à aula para que você não precise levantar da cama.

5. Como ouvir

Quando visitamos a família de Simon em Londres nos feriados do Natal, tenho de pedir às pessoas que repitam o que disseram. Isso acontece com mais frequência quando estou falando com Simon. As últimas palavras de suas frases às vezes parecem se desintegrar.

Eu o culpo duplamente: pelo seu sotaque britânico e por murmurar. Ambos se intensificam quando Simon está com a família. Mas ficaria perdida de qualquer maneira, pois passamos a maior parte do Natal envolvidos num jogo de perguntas e respostas que exige um conhecimento enciclopédico das placas de trânsito galesas e do futebol inglês da década de 1970.

É claro que também tenho uma suspeita catastrófica para o fato de não conseguir entender nada: estou ficando surda. Não comento com Simon, mas, assim que chegamos a Paris, marco uma consulta com um especialista que atende num hospital próximo. (Ao contrário da crença americana quanto à "medicina para todos", a maior parte dos médicos aqui atende individualmente e posso escolher o que eu quiser.)

O médico é um sessentão simpático que me escuta com atenção enquanto descrevo o problema do meu marido. (Pesquisei antes o termo francês para "murmurar"; é *marmonner*.) Quando já expliquei tudo, ele me enfia numa cabine com fones de ouvido. Sempre que ouvir um bipe, devo levantar a mão à maneira dos alunos franceses, com um dedo apontado para cima. Então repito uma série de palavras fracamente proferidas: *jardin, esprit, fréquence*.

Quando saio da cabine, o médico está sorrindo para mim.

"Quantos anos têm seus ouvidos?", ele pergunta.

Vamos até a mesa dele, que pega um gráfico mostrando a progressão normal da audição ao longo da vida. A linha vai caindo aos poucos. Aos vinte, "sua audição é perfeita", ele diz. Com minha idade, os tons mais baixos e mais altos são mais difíceis de ouvir. "Você não pode culpar seu marido por isso", o médico explica. Estou na média.

Fico aliviada, mas surpresa. Sempre imaginei que a audição de uma pessoa se mantivesse mais ou menos igual até que ela entrasse nos setenta ou oitenta, quando começa a usar uma corneta acústica e mesmo assim todo mundo tem que gritar. Eu havia sido mais ou menos preparada para lidar com um rosto e uma mente envelhecendo aos quarenta. Mas não tinha contado com meus ouvidos entrando para a meia-idade também.

Não é uma boa notícia para meu casamento. Os tons que não consigo mais ouvir parecem ser exatamente aqueles em que meu marido fala. E, ao que parece, o declínio físico da meia-idade está só começando. O antropólogo Richard Shweder escreveu que, quando machucou a lombar jogando squash e não conseguiu mais se levantar direito, seu parceiro no jogo declarou: "Bem-vindo à meia-idade!".

Uma amiga que acabou de completar quarenta anos me conta no almoço que desenvolveu uma ptose, ou seja, uma leve queda numa das pálpebras. O médico disse que a causa era "idade".

Um homem na metade dos quarenta que nunca teve problemas para dormir me conta que agora levanta inúmeras vezes durante a noite para fazer xixi. O médico explicou que sua próstata recém-aumentada pressiona a bexiga e sugeriu que fizesse exercícios, bebesse suco de tomate e experimentasse uma série de remédios diferentes. Quando nada disso ajudou, o médico disse que vai ter que se acostumar com a noite de sono constantemente interrompida. (Nos quarenta modernos, assim que os filhos começam a dormir a noite inteira, não conseguimos mais essa façanha.)

É claro que a maior parte das pessoas com quarenta é saudável. Muitos de nós correm maratonas, jogam tênis e basquete. Alguns ainda jogam hóquei ou golfe profissional e até mesmo beisebol, dependendo da posição, nadam em competições e fazem parte de companhias de balé. Mas ficamos pelo menos um pouco piores em praticamente quase todos os esportes, graças a um tempo de reação mais lento, à capacidade pulmonar mais baixa e à diminuição da massa muscular. Os médicos começam a mencionar palavras como "artrite". Se em algum momento corremos como uma gazela, essa habilidade evapora aos quarenta. "Agora é impossível ser tão rápido, não importa o quanto tente", diz um corredor amador de 42 anos, ainda em forma.

Pelo menos há boas notícias quando se trata de fertilidade. Os médicos costumavam citar estatísticas desanimadoras, chegando a alegar que mulheres que não tinham filhos até o fim dos trinta tinham 30% de chances de continuar assim para sempre. Mas se descobriu que esses números eram baseados em parte nos registros de nascimento na França dos séculos XVII e XVIII e outros dados históricos que precedem os antibióticos, o ultrassom e os métodos estatísticos modernos.

Desde 1990, a taxa de bebês nascidos de mulheres americanas entre quarenta e 44 quase dobrou. Isso se deve em parte à tecnologia. Uma conhecida minha de 49 anos acabou de dar à luz uma menininha que veio de óvulo e esperma doados. Uma mulher que conheci no parquinho teve gêmeos do esperma descongelado do marido muitos anos depois de ele morrer.

É claro que a criação dos filhos pode ser bem mais exaustiva aos quarenta, o que traz alguns desafios. Uma mãe de 42 anos me diz que precisa de óculos de leitura para cortar as unhas do seu bebê. Quando seu filho começa a andar, a sensação é de que, num piscar de olhos, você passou de jovem mãe fértil a senhora.

E as pequenas mudanças corporais começam a se acumular. O amarelamento dos meus dentes da frente resiste a todo tipo de intervenção. Eu só precisava usar óculos quando saía, agora preciso deles para me situar dentro do meu próprio apartamento. Entro em pânico quando um caroço minúsculo aparece debaixo da minha língua. Depois dos exames, o médico diz que é um crescimento ósseo inofensivo, comum em "pessoas da sua idade".

"Quando vai desaparecer?", pergunto.

"Não vai", ele diz. "E provavelmente vai surgir um do outro lado também."

De novo, minha mente falhou em acompanhar minha idade cronológica. Quando o otorrino me mostra o gráfico de perda de audição, digo que estava planejando pular toda a chateação do envelhecimento. Quero ser uma exceção.

"Sei que na sua cabeça você ainda tem vinte anos."

"Não, na minha cabeça tenho uns 37", digo.

"Tenho 69. Mas, na minha cabeça, vinte", ele diz, sorrindo.

"Vinte? Eu não ia querer isso", digo, de repente preocupada com quantas esposas ele já teve.

"Tem razão, trinta. Mas, na verdade, tenho 69. E isso não vai acabar bem."

"É difícil acreditar que não descubram pessoas de 250 anos de tempos em tempos", digo.

"Vou ser uma delas!", ele retruca. *"L'amour n'existe pas."* O amor não existe.

"L'amour?", pergunto, confusa.

"La mort!", ele esclarece. A morte. Ouvi errado de novo. "É claro que o amor existe. A *morte* não existe. Ou pelo menos não a nossa própria morte. Temos prova da morte de outras pessoas, mas não da nossa."

Quando chego em casa, não menciono nada disso a Simon — minha audição, o amor ou a morte. É estranho envelhecer ao lado de alguém, e às vezes é melhor fingir que não está acontecendo nada. Também deve haver coisas que ele não me conta. Continuo insistindo que seja mais claro ao falar, embora ache que ele sabe que os mal-entendidos não são apenas culpa sua. Chegamos a um acordo não declarado: ele finge que ainda tenho a mesma audição de quando nos casamos, e eu finjo que ouvi tudo.

VOCÊ SABE QUE TEM UM CORPO DE QUARENTA E POUCOS QUANDO...

- Escolhe restaurantes porque são silenciosos.

- Dormir não implica mais apenas se jogar na cama. Você tem rituais elaborados que envolvem remédios, cremes, tampão de ouvido e uma quantidade específica de determinado tipo de travesseiro.

- Quando lê alguma coisa na internet, precisa alterar a visualização para 200%.

- Comprou uma balança com um display digital maior para não ter que se pesar de óculos.

- Ganhou e perdeu os mesmos cinco quilos tantas vezes que se sente meio apegada a eles.

6. Como transar

"Você tem um amante?", Charlie pergunta, enquanto passamos pela Place de la République.

Charlie é um amigo dos tempos do ensino médio que está visitando a França com a mulher e o filho. Estamos dando uma volta, sozinhos, perto da minha casa. Ele continua igual a quando nos conhecemos: bonito, sagaz e atraente. Fiquei perdidamente apaixonada por ele aos quinze, assim como um monte de outras garotas. Charlie se casou com Lauren, sua namorada da faculdade, que agora tem um emprego muito bom em pesquisa médica. Ele trabalha meio período e cuida do filho.

A pergunta me pega de surpresa. Nunca discutimos o assunto antes, que escapa ao meu conjunto de habilidades. Simon e eu não fazemos suingue nem temos um casamento aberto. Nosso objetivo principal é estar dormindo às onze da noite.

"Não, não tenho um amante", respondo, tentando não parecer perturbada. "Você tem?"

"Tenho. E Lauren também", ele diz, sorrindo para mim.

"Com que frequência você vê... sua amiga?"

"Mais ou menos uma vez a cada três semanas", ele diz. "Por um tempo, Lauren teve um amante e eu não. Era horrível. Tive que me convencer de que as coisas iam melhorar assim que encontrasse alguém. E melhoraram mesmo."

Charlie diz que é excitante ver que seu parceiro sente atração por outras pessoas. E se interessar por alguém é sempre extasiante. "Você não precisa ir até o fim. Às vezes a descarga elétrica de duas mãos se tocando basta." Enquanto isso, em casa, "a relação se mantém dinâmica. Não quero estar preso a uma rotina".

Charlie parece desfrutar do meu choque ao ouvi-lo. Ele sempre foi o cara com a novidade tentadora. Quando tínhamos quinze, fui surpreendida da mesma forma quando me apresentou o reggae. Eu me pergunto se trouxe o assunto à tona porque quer trair a amante comigo. Tantos anos depois, a antiga energia efervescente entre nós permanece. Falar com ele traz à tona uma parte de mim que esqueci que existia. Ele é como a madeleine de Proust para meu eu adolescente.

Conto a Charlie minha única e insignificante aventura extraconjugal. Anos atrás, beijei um homem que conheci no casamento de um amigo. Eu estava bêbada e feliz, e estávamos todos numa fazenda. Não foi mais longe que isso e, depois, senti que era uma horrível transgressão. Monogamia é uma ideia estranha, mas sempre achei que, independente disso, era algo importante para mim.

Charlie não fica nada impressionado. "Flertar e dar uns beijos com alguém num casamento deveria ser simplesmente permitido", ele diz. Quando Charlie e a esposa foram a um casamento no campo, fizeram troca-troca com um casal e transaram lado a lado numa cabana. "O que eu quero agora é que a gente divida um amante", ele diz.

Meu amigo faz tudo parecer tão normal que de repente me sinto a única idiota que não tem um casamento aberto. Ainda estou no primeiro nível da infidelidade, enquanto ele está no oitavo.

Charlie insiste que eu "arranje um amante", mas me avisa que um não será o bastante. "O mais importante é fazer pelo menos três ou quatro vezes. Porque nas primeiras você está tão autoconsciente que não consegue relaxar e aproveitar." Então ele me encoraja a fazê-lo logo. Na minha idade, ele diz, "você ainda é bonita, mas não dá para ter certeza quanto tempo isso vai durar".

São meus últimos anos viáveis antes de cair no abismo sexual? Outras pessoas têm me passado a mesma mensagem. "Acha que só tem mais cinco anos até que ninguém mais queira transar com você?", um escritor saindo dos trinta me pergunta. Um amigo canadense que tem mais ou menos minha idade me diz que, ao virar uma esquina, deu de cara com uma "mulher de cinquenta anos" que pôs a mão na sua virilha e beijou sua boca. Para enfatizar como aquilo foi desagradável, ele fica repetindo para mim: "Ela tinha cinquenta!". Praticamente não se pode mais tirar sarro de nenhum grupo em particular na televisão, com exceção das mulheres mais velhas, quando se está livre para dizer quão repulsivo seria vê-las sem roupa.

Há exceções. Um amigo ativista social me conta, tentando me encorajar, de uma sessentona "muito gostosa" que conheceu num casamento.

"Uma verdadeira Bond girl", ele explica.

"Acha mesmo que ela ainda poderia ser uma Bond girl?", pergunto.

"Não", ele diz, "ela literalmente participou de um filme do James Bond quando era mais nova."

Americanas ainda transam com certa regularidade aos quarenta anos. Mas, de acordo com as estatísticas nacionais, um terço das mulheres de cinquenta anos não transou no ano passado. E quase metade das mulheres de sessenta. As setentonas são quase celibatárias. Os números também são deprimentes para as mulheres britânicas. Os homens alegam se dar muito melhor em todas as idades.

Costumo evitar até mesmo dizer a palavra "menopausa", por causa de um medo nada científico de que, com isso, apertaria o gatilho. (Afinal, só o fato de olhar para um bebê pode estimular a produção do leite materno.) Mas reúno coragem para fazer uma pesquisa no Google, e aprendo que a menopausa costuma começar por volta dos 51, trazendo sintomas como ressecamento vaginal, perda da gordura dos seios e "atrofia vaginal", meu favorito, que é quando esse canal perde elasticidade. Tudo isso acontece ao mesmo tempo que a atividade sexual começa de fato a declinar. Embora os sintomas e a falta de sexo pareçam muito desagradáveis, tenho que admitir que há uma lógica evolutiva operando: para que ter tesão quando não é mais possível se reproduzir? Talvez Charlie estivesse certo ao me avisar que estou me aproximando do meu prazo de validade sexual.

No entanto, a França tem uma narrativa sexual um pouco diferente para as mulheres. Ao longo dos anos, fui surpreendida por casais franceses na faixa dos sessenta olhando a seção de lingeries juntos, e pelos inúmeros papéis em produções cinematográficas para mulheres *d'un certain âge*. Minha vizinha australiana se maravilha com o fato de que a senhora de setenta anos com quem faz pilates veste um conjuntinho de calcinha e sutiã de renda depois da aula.

Essas normas não são restritas a algumas senhoras bem conservadas de Paris. As estatísticas sexuais francesas contam uma história parecida. Entre as mulheres de cinquenta anos, apenas 15% não transaram no ano passado (comparadas a 33% nos Estados Unidos). Entre aquelas com sessenta, apenas 27% (contra 50% das americanas).

Na França, as mulheres também fazem menos sexo conforme envelhecem, mas é uma leve queda, não um precipício. A maior parte das francesas continua sexualmente ativa já na casa dos sessenta, e talvez mais.

É preciso deixar claro que a beleza jovial também é celebrada no país. Muitas propagandas são estreladas por garotas de 22 anos. Uma professora parisiense na faixa dos sessenta me avisa, enquanto tomamos *soupe à l'oignon*, que depois dos cinquenta "as francesas são decapitadas". A diferença é que as pessoas que não são jovens e maravilhosas continuam esperando transar. É algo que a maior parte dos adultos saudáveis faz com regularidade ao longo da vida.

Quando chego ao aniversário de cinquenta anos de uma amiga parisiense — cientista e mãe de três filhos —, encontro um monte de gente na sala, bebendo vinho tinto, desfrutando da comida marroquina, flertando e dançando ao som de Village People. (A música nostálgica da minha geração é a mesma tanto na França quanto nos Estados Unidos.)

"Nada mal para uma cinquentona!", comento com um dos amigos dela. Quando ele parece confuso, me dou conta de que entendi a festa errado. Não é uma demonstração de juventude. É uma celebração sincera e exuberante.

Esses momentos tampouco são uma despedida. Os cinquenta e além podem ser muito sedutores na França. Por meio de um colega, conheci Hélène, uma jornalista casada de 68 anos que também é avó. Ela não é uma Bond *girl*, mas se mantém em forma e fica ótima de malha, botas até os joelhos e saia-lápis de couro. Hélène transmite uma energia atraente e cinética, e sabe disso.

"Há mulheres de trinta anos que não são radiantes, e há mulheres mais velhas que são. Sou do segundo time", ela me diz, sorrindo com afeto. "Amo a vida, muito mesmo. Demais. Acho que é isso que transparece. Um brilho nos olhos, um desejo de acordar todas as manhãs."

Hélène fala em "radiante" como se fosse uma escolha ativa. Logo cedo na vida, "decidi uma coisa: que seria *belle dans mon âge*, linda na minha idade. Não vou recorrer a artifícios, procedimentos e coisas do tipo. Nada disso. Mas vou ser elegante, usar maquiagem e me agradar". Ela repete a última parte para dar ênfase: "*Vou me agradar*".

Hélène se agrada tendo casos breves secretos. Ela diz que os cinquenta anos foram seu apogeu sexual. "Fiz coisas totalmente malucas. Como conhecer um homem na rua, gostar dele e acompanhá-lo até um hotel. Fiz isso. Ainda sou capaz de fazer."

Ela é muito discreta quanto aos seus casos. Seu marido é "alguém que amo e por quem tenho muito respeito. Não quero que saiba das minhas safadezas". Um dos amantes dela gostava que usasse cinta-liga. Então, depois que encontrava com ele, Hélène tirava o acessório quando estacionava na garagem de casa, ainda dentro do carro.

Ela sorri com a lembrança da sua mais recente aventura, dois anos atrás. Na sua mente, ela é apaixonante. "Foi com um homem muito bonito, mais novo que eu. A gente se conheceu, gostamos um do outro e fomos para um hotel. A relação durou dois meses, acho. E então a encerrei."

Hélène é uma parisiense abastada com uma casa no campo e um diploma universitário. Pode pagar por quartos de hotel. Mas segue um roteiro cultural que outras francesas mais velhas também descrevem.

De fato, a mesma professora que me disse que as francesas são "decapitadas" aos cinquenta também comentou que, ao longo dos anos, teve uma série de casos discretos e breves.

Ela é casada e avó, e muito comprometida com os dois papéis. No entanto, "há um momento para o trabalho, um momento para a família e um momento para si mesma", explica. Com um amante, "você vai se sentir amada e apreciada por si mesma, não como 'esposa de', 'mãe de' ou profissional. Vai ser amada por quem é, apenas você, desconectada, só você, o que realmente é".

Ficar atento ao que acontece é parte do prazer da coisa. (E outra parte, suspeito, é chocar uma escritora americana com suas histórias.)

Para os franceses, essas experiências privadas também têm efeito no restante da vida. A professora diz que "você se sairá melhor no trabalho porque se sente bem. Isso vai reverberar quando falar com seus filhos e seu marido, pelo mesmo motivo".

Ela acrescenta que não quer ser lembrada como mãe e esposa dedicada. "Isso seria muito chato. Não! É muito, muito importante que, antes de morrer, pense: 'Me diverti muito na vida. Tive uma porção de momentos roubados, só para mim mesma'."

Que versão da sexualidade é a verdadeira, a narrativa decadente anglo-saxônica ou a ideia francesa de que podemos continuar atraentes — e sexualmente ativos — por muito mais tempo? Decidi estudar as pesquisas. Sentada num café no meu bairro — onde todos os garçons me chamam de "madame" —, leio um artigo acadêmico australiano intitulado "Sexo e a mulher na menopausa: Revisão crítica e análise". (Faço de tudo para manter o título escondido.)

O artigo defende com convicção a abordagem francesa, explicando que o desejo sexual feminino não declina inevitavelmente com a idade e que "algumas mulheres relatam aumento do desejo e do funcionamento sexual na meia-idade e além". Sim, a queda do nível de estrogênio pode causar problemas como ressecamento vaginal e a infame "atrofia". Mas esses são sintomas do funcionamento sexual, e não do desejo. Significam que uma mulher passa a precisar de lubrificante para a relação sexual, do mesmo jeito que precisa de óculos para ler, agora que sua visão piorou. Ninguém argumentaria que ela perdeu o desejo de ver.

Logo me dou conta de que não se trata apenas da visão de algumas feministas australianas. Um artigo de uma pesquisadora do Instituto Nacional de Saúde dos Estados Unidos conclui que "o status da menopausa, pelo menos nos estágios iniciais, é minimamente associado à prática e ao funcionamento sexual".

Algumas mulheres de fato perdem o desejo sexual na meia-idade. Mas a narrativa cultural também desempenha um papel importante. Outro artigo, no *Journal of Aging Studies*, aponta que "os preconceitos de gênero e idade, que promovem juntos a visão de que mulheres mais velhas são indesejáveis ou parceiras sexuais inapropriadas (mesmo entre as próprias mulheres), são o principal motivo desses padrões".

Em outras palavras, se as pessoas à sua volta insistem que você não é mais atraente depois de certa idade, ou que vai cair num abismo sexual quando chegar aos cinquenta, é provável que isso de fato aconteça. Ou, como a escritora Susan Sontag disse, "envelhecer é em grande parte a imaginação sendo posta à prova".

Perdoo meu amigo Charlie por ter assimilado algumas normas culturais norte-americanas. Acho que estava tentando flertar comigo e se divertir um pouco. E me dou conta de que, na ausência de status profissional, ele decidiu investir no seu status sexual. De fato, é muito habilidoso em fazer as mulheres se interessarem por ele.

"O cara é um cortesão", Simon diz, tendo conhecido e gostado dele. "Na Holanda, seria considerado completamente normal."

De qualquer modo, a visão de Charlie do meu sex appeal não mudou muita coisa por enquanto. Enquanto andamos por Paris, me pergunto se ele vai sugerir que entremos num dos muitos hoteizinhos pelos quais passamos. Não tenho muita certeza do que vou dizer se ele fizer isso. Mas não acontece. Charlie quer um casamento aberto, mas não um casamento aberto comigo. Na verdade, me dou conta de que nossa dinâmica não mudou nada nesses trinta anos. Eu ainda o adoro, e ele ainda adora me seduzir. Ainda há compreensão, afeto e frisson entre nós. E esse ainda é o fim da história. Provavelmente vai continuar assim daqui a trinta anos também, quando estivermos passeando juntos por alguma outra cidade, discutindo alguma outra ideia que ele me apresentar porque, como sempre, estou atrasada. E me dou conta de que posso conviver bem com isso. Quando era mais nova, precisava que meus relacionamentos me resolvessem e definissem. Agora vejo que algumas pessoas ficam em algum lugar no meio, enriquecendo meu mundo dessa maneira. Tenho sorte de Charlie estar na minha vida exatamente desse jeito.

VOCÊ SABE QUE TEM A VIDA SEXUAL DE ALGUÉM DE QUARENTA E POUCOS ANOS QUANDO...

- Não se importa mais (ou não se lembra) com quantas pessoas já dormiu.

- Se dá conta de que não deve se casar com a pessoa com quem teve o melhor sexo da sua vida.

- A ideia de qualquer adulto que conhece, sejam seus pais ou seus avós, transando não te deixa mais incomodada.

- Você tem todo um catálogo de fantasias que pode invocar quando quiser.

- Suas fantasias às vezes são estreladas por seu próprio parceiro.

- Não consegue se imaginar expondo seu corpo nu a nenhuma outra pessoa.

7. Como planejar um ménage à trois

Eu disse que só tive uma aventura extraconjugal. E é verdade. Mas também tive uma conjugal. Começou perto do aniversário de quarenta anos do meu marido, comigo prestes a me tornar uma quarentona também.

A grande questão no aniversário dele sempre é: o que dar a um homem que não tem *nada*? Simon não é um consumidor. Uma vez ele me declarou, olhando para o próprio armário, que tinha calças o bastante para o restante da vida. Quando perguntei sobre seus planos para uma gaveta que continha dezenas de meias perdidas, ele disse: "Meus herdeiros vão encontrar os pares".

No aniversário de quarenta anos dele, decido comprar um relógio antigo. Vai declarar ao mundo que — apesar das suas blusas esfarrapadas — ele é um adulto e tem um emprego.

É um presente caro e que não pode ser devolvido, então conto meu plano a ele certa noite, antes de dormir. (É o horário em que mais conversamos.) Ele recusa e diz que o que realmente quer para seu aniversário não é um objeto, é um serviço: sexo a três comigo e com outra mulher.

Não fico exatamente chocada com o pedido. Simon já tinha mencionado a ideia de um ménage antes (mas não como presente). E, embora nunca tivesse participado de um, ir para a cama com duas mulheres é uma fantasia-padrão masculina e o foco da maior parte da pornografia heterossexual.

O pedido de Simon é espontâneo, mas sério. E, com a mesma espontaneidade, eu concordo. Como jornalista, adoro um deadline. (Ele vai fazer quarenta dentro de seis semanas.) Também gosto da ideia de algo que mostre que não estou entrando discretamente na meia-idade. E tenho quase certeza de que Simon perderia o relógio ou entraria com ele na banheira. (Suas palavras exatas são: "Eu perderia *e* quebraria".)

E, para ser sincera, só preciso de um motivo para enrolar. Quero uma distração do livro sobre criação de filhos que estou com dificuldade de terminar pois não sei o que escrever.

Concordamos na teoria. Mas a ideia é tão exótica que por algumas semanas permanece intocada. De vez em quando, menciono o nome de uma amiga.

"Acha que daria certo?", pergunto a Simon.

"Claro", ele diz toda vez. Parece que praticamente todas as mulheres que conhecemos — todas as minhas amigas e as esposas de todos os amigos dele — estão acima da linha de corte, inclusive as grávidas. Simon não quer dar sopa para o azar sendo exigente.

Isso pouco importa, porque a princípio tenho vergonha demais de tocar no assunto com qualquer outra pessoa. E, embora seja uma novata, tenho quase certeza de que recrutar uma amiga seria um erro. Há um potencial enorme para o desconforto no próprio dia e por muito tempo depois. E não quero ninguém que crie uma rachadura na nossa aconchegante dualidade. Penso nisso como uma ocasião única.

De qualquer maneira, eu não saberia quem chamar. Mulheres hétero não costumam discutir suas fantasias com outras mulheres entre si. Não sei bem quem ficaria tentada e quem ficaria horrorizada.

Por fim, em meio a um brunch, criamos coragem de discutir nossos planos com alguns amigos de Simon que vieram de Londres. Uma delas, uma banqueira britânica solteira que também se aproxima dos quarenta, faz uma careta e fica em silêncio.

"Você parece horrorizada", digo.

"Sim, digo, acho isso incrível!", ela exclama, ficando vermelha.

Pouco depois do brunch, recebo um e-mail de uma conhecida minha que é editora de uma revista feminina em Nova York. Ela está precisando de um texto em primeira pessoa e quer saber se tenho alguma ideia.

Como freelancer, não estou acostumada a me pedirem sugestões de pautas. Logo envio para ela três possibilidades: um artigo sobre fazer amigos em Paris, outro sobre o drama de reformar a cozinha e um terceiro sobre planejar um ménage à trois para o aniversário do meu marido. Honestamente não me dou conta de que uma ideia é claramente melhor que as outras.

Ela responde quase na mesma hora, querendo saber os detalhes do ménage, inclusive se já escolhi a outra mulher. Logo tenho um contrato me obrigando a escrever um artigo de 2800 palavras intitulado "Aniversário de quarenta com sexo a três". Também diz que posso optar por não usar meu nome real.

Para ser honesta, eu estava planejando seguir em frente com o ménage de qualquer maneira. Mas, depois que assino o contrato, me dou conta de que sou mais ou menos obrigada a ir até o fim. Vou ser paga por palavra, e uma versão sem sexo, em que eu volto atrás, provavelmente ganharia menos espaço.

Mais crítica do que a questão de fazer sexo a três por dinheiro passou a ser a questão: "Vou de fato fazer sexo a três?". Começo a notar que as mulheres não estão se matando para transar com um casal que beira a meia-idade. Simon e eu excluímos a hipótese de pôr um anúncio na internet, porque pareceria um convite aberto a doenças venéreas.

Decidimos que o terceiro elemento ideal seria uma conhecida atraente. Seria pré-aprovada (todo mundo sabe que conhecidos não têm herpes genital), mas seria fácil evitá-la depois. Uma candidata logo surge. É a amiga americana de uma amiga que encontrei em alguns jantares. Por acaso, ela se senta atrás de nós num concerto, com um homem com quem parece estar num encontro. Só então noto que é muito atraente. É alta e magra, com uma cinturinha de bailarina. E desconfio que é meio safada.

"E ela?", sussurro para meu marido quando a música começa.

"Sim", ele diz, alto demais.

Depois do concerto, ficamos os quatro conversando. Faço um claro contato visual com a mulher, descubro que seu nome é Emma e finjo ficar fascinada com sua opinião sobre a apresentação. Quando sugiro marcar um almoço só as duas, ela se anima. Alguns dias depois, me produzo toda para encontrá-la num restaurante tailandês. Fico feliz em ver, quando chego, que Emma também se arrumou. Será que ela sabe que é um encontro?

Em geral, fico tão preocupada com o que as pessoas pensam de mim que a pessoa com quem estou almoçando poderia sangrar até a morte e eu nem perceberia. Mas o planejamento do ménage me deixa mais atenta. Enquanto tomamos sopa, ouço Emma com todo o cuidado e rapidamente compreendo algo que levaria anos para perceber: por baixo da superfície safada há todo um lago de insegurança. O ponto comum de todas as suas histórias é que se apega a namorados que a tratam mal. Confundi altura com serenidade.

Ela deve ser emocionalmente frágil demais para sexo a três, mas toco no assunto de qualquer maneira, para treinar. Faço isso fingindo trocar confissões femininas. "Você não vai acreditar no que meu marido pediu de aniversário." Explico que concordei na teoria, mas ainda não encontrei o terceiro elemento.

Acho que ela entende isso como uma proposta. Em vez de morder a isca, se transforma na Cassandra do ménage. Descreve ex-namorados que a pressionaram a ir para a cama com ele e outra mulher, e um casal que fez troca-troca por uma noite e nunca mais voltou atrás. Emma me avisa que as imagens do meu marido fazendo coisas impronunciáveis com outra mulher vão ficar marcadas na minha mente. "E se for alguém inacreditavelmente linda? Como você vai conseguir lidar com isso?"

Emma está fora da corrida, mas fala em marcar outros almoços em outros restaurantes asiáticos. Para meu horror, parece estar querendo ficar minha amiga. De repente, compreendo todos aqueles meus "amigos" que desapareceram no momento em que fiquei noiva. Manter o contato para quê?

Naquele noite, conto a Simon sobre o "encontro" que me custou cinquenta euros e metade do meu dia de trabalho.

"Obrigado por cuidar disso", ele diz, sem levantar os olhos do computador. É exatamente o que ele me diz quando passo a manhã em casa esperando pelo encanador, ou quando troco as baterias recarregáveis dos telefones. Planejar sexo a três se tornou outra das minhas tarefas administrativas.

Independente disso, minha nova visão masculina do mundo é excitante. Agora noto mulheres em toda parte: olhando as estantes da livraria, na fila do supermercado. Até escrutino meu clube do livro — formado por estrangeiras de meia-idade que gostam de ler sobre o Holocausto — em busca de candidatas.

Embora tudo o que consegui tenha sido uma tentativa de sedução fracassada, minha postura em relação ao mundo mudou. Em vez de me manter parada esperando que alguém me note, me sinto alguém que decide o que quer e corre atrás. Estou menos interessada no que os outros pensam de mim e mais focada no que quero deles. De repente, consigo me ver entrando numa sala e exigindo uma promoção. (É fácil fazer isso, já que sou freelancer. "Quero uma promoção!", eu diria. "Mas você não trabalha aqui", seria a resposta.)

Também é revigorante pôr essa fantasia outrora furtiva na mesa. Sexo a três de repente parece estar em toda parte, embora a mensagem a respeito seja contraditória: todo homem hétero supostamente quer fazer, mas ninguém relata uma boa experiência. Um amigo me conta que transou com duas mulheres no Onze de Setembro, enquanto assistiam ao noticiário na televisão. Mas, assim como muitas histórias sobre ménages, se trata de um alerta: uma das mulheres se apaixonou por ele de verdade, ainda que não fosse correspondida. "Dentro de cada sexo a três há um sexo a dois e um sexo a um", avisa o personagem de um programa de TV. Quando discuto o planejamento com meu terapeuta, um bretão que trabalha em Paris, ele me avisa que introduzir um terceiro elemento poderia causar danos ao meu casamento.

Insisto, mas não estou nem perto de encontrar outra mulher. Quando a editora da revista me manda um e-mail perguntando como anda o trabalho, explico que Simon e eu estendemos o deadline em algumas semanas.

Decido dar uma olhada em alguns sites. Talvez nem todo mundo neles tenha gonorreia. Logo vejo que a concorrência é acirrada. Pelo menos doze casais — todos se dizendo maravilhosos e abaixo dos trinta — estão procurando por uma mulher para um ménage à trois.

Já que não posso ganhar pela minha idade ou aparência, decido me distinguir pelo desespero. "Gostaria de dar ao meu marido o melhor presente de aniversário do mundo: uma experiência comigo e com outra mulher. Você pode me ajudar?", escrevo. Quinze minutos depois, recebo uma resposta articulada e simpática.

"Oi! Meu namorado tem a mesma fantasia (não é muito original, eu sei, mas os homens são assim...). Talvez a gente possa chegar a um acordo (mas não necessariamente). Se der, me ligue, vou ficar feliz em ajudar. Que tipo de coisa você tem em mente?"

Ela assina apenas "N".

Não deve ser prudente ser fiel a uma mulher anônima num site de sexo sem compromisso, mas decido na hora que não vou responder a mais ninguém. Gosto do tom de irmandade e da ortografia perfeita. Não estou muito certa quanto à troca, mas não parece ser algo crítico para ela. (Quando leio a mensagem para Simon aquela noite, ele diz no mesmo instante: "Eu te empresto".)

Trocamos uma série de e-mails. Assino como "P". N, uma bretã que mora em Paris, alega ser uma mãe divorciada, hétero e sem doenças que está saindo dos quarenta. Ela fica aliviada ao saber que também tenho filhos. Diz que respondeu ao meu pedido por puro altruísmo sexual, e cita o provérbio francês segundo o qual não é preciso morrer na ignorância. A ideia geral parece ser a de que não se deve ficar preso a uma rotina.

Quando estou colocando um vestido para encontrar N num café, de repente sou atingida pela esquisitice do que estou prestes a fazer: tentar convencer uma desconhecida a fazer sexo comigo e com meu marido. A coisa se tornou real, e fico nervosa. Só estive do lado passivo das tentativas de sedução. Como se convence uma mulher a tirar a roupa?

Simon, que devotou anos da sua vida a essa questão exata, me prepara com um discurso.

"É preciso ouvir tudo o que as mulheres dizem. Elas têm todas essas questões emocionais, que você tenta descobrir quais são. Faça um monte de perguntas. Seja agradável e passe segurança, mas também um pouquinho de mistério." Ele deve estar com medo de que eu dê para trás, pois então acrescenta que, para manter as coisas interessantes, "às vezes é preciso ir fundo".

"Quero ver na hora", digo.

Já estou sentada quando N entra no café. Ela é uma morena magra e bonita com um rosto simpático. Noto que acabou de se maquiar. Também quer dar uma boa impressão. Tenho certeza de que meu marido vai gostar dela.

Tento parecer firme enquanto ela descreve os dramas do namorado, a vida como mãe solteira e os problemas de saúde do pai idoso. Apesar das circunstâncias peculiares, ela se agarra às convenções da criação de laços entre mulheres.

Conduzo a conversa para sexo. Ela diz que nunca esteve com outra mulher e não tem muita certeza de como vai se sentir a respeito. Não menciona a possível troca com o namorado. Quando mostro uma foto de Simon, N só dá uma olhada rápida. Para ela, a questão somos nós duas.

Nos despedimos num tom amistoso, com dois beijinhos

castos na bochecha. Espero vários dias antes de mandar uma mensagem dizendo que andava pensando nela e que a achara encantadora "em todos os sentidos". N responde de imediato, dizendo que está muito animada para nossa aventura, mas que gostaria de me encontrar de novo para discutir os planos em mais detalhes.

Planos? Imaginei que o sexo a três ia se desenrolar de modo espontâneo. Agora tenho um objetivo. Se é o que ela precisa, tudo bem.

No nosso segundo encontro, suas inseguranças vêm à tona. Eu acho que seria uma traição ao namorado dela? ("Claro que não!") De que tipo de mulher meu marido gosta? ("Morenas!")

Estabelecemos algumas regras para o ménage à trois. Para evitar que se torne vigoroso demais, quase pornô, é melhor que nós duas estejamos no comando. Meu marido não vai fazer nada a menos que a gente permita. Iremos as duas para o pequeno apartamento mobiliado que Simon usa como escritório e ele vai se juntar a nós quando estivermos prontas.

"Acha que ele vai aceitar os termos?", N pergunta.

"Simon vai ficar agradecido só pela oportunidade de ficar no quarto", digo.

Tudo parece estar decidido, mas de novo nos despedimos sem marcar uma data. Mando a já costumeira mensagem "foi ótimo ver você". Ela responde que também gostou, mas que gostaria de me encontrar de novo para planejar um pouco melhor. Começo a duvidar de que pretende mesmo seguir em frente com o ménage. Estou cansando de me maquiar toda vez que vou encontrá-la e minhas opções de vestido estão acabando. Talvez devesse ter comprado o relógio.

Quando reclamo com meu marido, ele garante que é o ritmo normal da sedução.

"Ela claramente não está pronta ainda", Simon diz. "Hesita por algum motivo. Você precisa descobrir qual é para ajudar a resolver a questão."

A caminho do meu terceiro encontro com N, decido me soltar e ser menos controladora. Eu a provoco por todo o planejamento e brinco que vou ter que fazer um storyboard do nosso ménage, e cartolinas com nossas deixas. Confesso que é algo bem importante para mim, e ela diz o mesmo a seu respeito. Por um tempo, esqueço que estou tentando levá-la para a cama. De forma coquete, chamamos uma à outra de N e P.

Esse novo clima brincalhão parece ser o que faltava para ela. Depois de cerca de uma hora, N pega a agenda. Marcamos o ménage para a hora do almoço dali a uma semana, no dia 20.

Quando chego em casa, Simon está esperando por mim.

"Decidi ser eu mesma", digo.

"Ah, não", ele diz.

Conto as boas novas: finalmente temos um encontro para fazer sexo a três. Para manter sua ansiedade sob controle, menciono potenciais falhas no esquema, incluindo o fato de o pai dela ter 86 anos.

"E daí? Ele não vai estar lá, vai?"

"Você sabe que pode dar problema", digo.

"Ele pode bater as botas? Abotoar o paletó? Partir dessa para uma melhor? Seria bom se fizesse isso no dia 21, logo cedo."

Uma semana depois, o pai de N está bem e eu me arrumo para encontrá-la. "Vou fazer sexo a três em duas horas", repito para mim mesma. Não vou morrer na ignorância.

83

Encontro N para tomar um café rápido, então vamos para o escritório do meu marido, que fica logo na esquina. No caminho, insisto para pararmos numa barraquinha de comida para comprar provisões, caso toda a ação abra nosso apetite. Fica muito claro que preciso acalmar meus nervos.

Mas, quando chegamos ao escritório, é N quem está nervosa.

"Você está no comando, certo?", ela diz. Mas não quero ser a chefe do sexo a três, por isso ficamos ambas aliviadas quando meu marido chega. Eles se apresentam e Simon faz contato físico imediato com ela, o que quebra o gelo. Damos uma espécie de abraço coletivo, então concordamos que Simon pode tirar meu vestido e o dela.

Minha primeira surpresa é que as mulheres podem usar bijuteria na cama. N mantém até os brincos grandes de argola. A segunda é como o sexo a três é, bem, *sexual*. Eu tinha me concentrado tanto na logística e na comida que quase esqueci que íamos todos ficar pelados.

A terceira surpresa é que, quando você se apega aos detalhes, como eu me apego, sexo a três é confuso. Você rapidamente perde a noção do estágio em que cada um está. Há muitos gemidos ambíguos. Depois, meu marido me diz que ficou um pouco confuso também.

É um ménage educado. Tenho a sensação de que estamos todos tentando dividir nossa atenção de maneira igualitária, para que não haja sexo a dois ou a um. De vez em quando, N e eu perguntamos uma à outra "Como você está?", tal qual uma amiga preocupada.

Depois de cerca de quarenta minutos, cansei. Fico pensando se posso verificar meus e-mails. N é bonita, mas encontrar versões das minhas próprias partes femininas nela parece familiar demais. Percebo que parte do que me interessa nos homens é o corpo diferente.

Tento me manter atenta — é um presente de aniversário, afinal de contas —, mas logo só fico passando as unhas nas costas deles enquanto continuam. Quando olho para o relógio de novo, fico surpresa ao constatar que se passou uma hora. Eu não tinha ideia de que o sexo podia durar tanto.

Por fim, eles se cansam. Há um momento fofo no final em que ficamos os três deitados sob as cobertas, com o aniversariante no meio. Ele está radiante. Depois, recebi uma série de bilhetinhos muito sinceros em agradecimento, dizendo que tinha sido tão bom quanto ele sonhara. "Reafirmou o quanto amo o corpo feminino. Com dois, isso é acentuado."

N também parece satisfeita. Quando vamos embora juntas, ela diz que ficou surpresa com quão erótica a experiência inteira lhe pareceu, sobretudo estar comigo. Ela dá a entender que gostaria de repetir.

Fico lisonjeada, mas isso não está nos meus planos. Meu aniversário logo vai chegar, e gostaria de ganhar um relógio.

VOCÊ SABE QUE É UM *HOMEM* DE QUARENTA E POUCOS ANOS QUANDO...

- Tem inveja do fluxo constante de urina do seu filho.
- Uma noite boa é quando você só levanta duas vezes para fazer xixi.
- Alguns dos seus atletas favoritos são filhos dos caras que costumavam ser seus atletas favoritos.
- Seu único amigo que ainda tentava arranjar alguém em casas noturnas finalmente desistiu.
- Aprecia a beleza dos jovens de vinte anos, mas sabe por experiência própria que tem muito pouco em comum com eles.
- Não topa mais dormir no sofá de outra pessoa.

8. Como ser mortal

Como experiência sexual, o ménage à trois foi o.k. Como experiência literária, mudou minha vida. No meu artigo a respeito, parei de tentar soar como uma narradora onisciente, que sempre foi a escolha errada para alguém como eu. Em vez disso, passei a me preocupar em descrever minha perspectiva limitada de forma tão precisa quanto possível. Em outras palavras, decidi ser eu mesma.

Mando o artigo para minha editora, que responde na hora.

"As pessoas que lerem isso vão querer ser suas amigas", ela escreve. Fico tão animada com sua resposta e por ter encontrado um novo estilo de escrita que decido assinar com meu nome real. Simon considera um preço baixo a pagar pelo melhor aniversário da sua vida.

A revista publica o texto com 3 mil palavras, quase sem mudar nada. Nem todos os leitores querem ser meus amigos. Mas algo ainda melhor acontece: depois de ler meu texto, as pessoas sentem que me conhecem um pouquinho. Nem sempre consigo me conectar com os outros na vida real, mas pelo menos aprendi a ser eu mesma com eles no papel.

Há momentos desconfortáveis. Um amigo do meu pai descobre a revista no consultório do dentista e mostra a ele. (Meu pai me elogia pela escrita.) Os amigos e colegas de Simon mandam e-mails para parabenizá-lo, mas a família dele — que supostamente discutia tudo sem nenhum problema — nunca o menciona. Algumas mulheres que conheço reclamam que elevei o nível dos presentes: agora seus maridos também estão pedindo sexo a três como presente de quarenta anos.

O texto também me confere certo sex appeal. Homens que nunca haviam nem flertado comigo agora me abrem sorrisos com segundas intenções, ou fazem um contato visual mais demorado. Muitas mulheres dão a entender que teriam topado o sexo a três, se eu tivesse proposto a elas. ("Por mim tudo bem", meu marido diz a respeito de cada oferta em potencial.) Até meu terapeuta parece me achar mais interessante. Quando saio do assunto do ménage, ele me puxa de volta.

"Você estava falando como foi ótimo", diz.

"Não disse que foi ótimo", respondo. (Depois ele admite que procurou o texto na internet.)

Animada com a experiência, passo a maior parte dos próximos dezoito meses na frente do computador, terminando meu livro. É sobre o que aprendi observando os franceses criarem seus filhos. Mal vejo meus amigos, delego a maior parte dos deveres de pais ao meu marido e como uma quantidade perturbadora de bolo. (Ninguém nunca conta que escrever um livro engorda.) Pela primeira vez desde que me mudei para a França, perco até as *soldes*, a liquidação geral que acontece duas vezes ao ano. Nem tiro um tempo para tratar os piolhos que pareço ter pegado dos meus filhos. Só fico sentada diante do computador por horas, coçando a cabeça.

Num dia de abril, depois de consumir um panetone inteiro, envio um e-mail com o manuscrito. A isso vão se seguir seis meses de edição, mas o grosso do trabalho foi feito.

Dez minutos depois, me atiro na cama. Por meses, funcionei com base em adrenalina e carboidratos. Agora me dou conta de que meu corpo inteiro dói, sobretudo minhas costas. Durmo por doze horas e mal deixo a cama por dois dias.

Quando afinal levanto, vejo que a dor nas costas permanece. Suponho que é porque passei uma quantidade anormal de tempo inclinada sobre a escrivaninha. Compro um descanso de pé e uma tela nova que me força a sentar ereta. Também atravesso a cidade para ver uma médica, que me aconselha a fazer massagem.

Faço um monte de massagens, mas a dor só piora. Em alguns meses, não consigo pegar meus filhos no colo ou virar a cabeça mais do que alguns milímetros para qualquer um dos lados. Logo, a dor me mantém acordada à noite. Quando um dos meninos se joga no meu colo, dói tanto que até choro.

No fim de agosto, aparecem caroços dos dois lados da minha virilha. Volto à mesma médica que, quatro meses antes, me recomendou massagens. Quando ela vê os caroços, parece entrar em pânico. Pede exames de sangue no mesmo instante e me encaminha para um clínico, que tem o cabelo indisciplinado e o comportamento nervoso de um cientista maluco. Ele vê os resultados dos exames e diz, com um sotaque inglês forte: "Você tem algo bastante sério". Mas não menciona o que é.

Passo as semanas seguintes fazendo mais exames. Logo conheço a sigla francesa para "ressonância magnética" — IRM — e fico deitada de bruços numa maca enquanto o médico extrai medula óssea — *moelle osseuse*, impossível de pronunciar — a partir do meu quadril. (O médico é uma versão grisalha de Dominique de Villepin, ministro do Exterior francês durante a Guerra do Iraque.) Alguns dias depois, observo enquanto um médico diferente se afasta com uma travessa de vidro que contém um dos meus nódulos linfáticos; parece uma jujuba vermelha brilhante.

Passo os dias no *métro* de Paris, segurando sacolas gigantes com meus vários exames de imagem. (Nos Estados Unidos, os médicos ficam com eles; na França, são do paciente.) Sempre que demonstro a menor preocupação, os médicos querem me prescrever Xanax. Logo estou dividindo os pequenos comprimidos brancos com Simon, e não conseguimos dormir sem eles.

Enquanto tudo isso acontece, meu livro está sendo editado. No mesmo dia em que devolvo as provas, faço uma tomografia computadorizada — que os franceses conhecem pela sigla TEP — enquanto um homem me passa as instruções em francês. "Não respire." "Não se mova." Acabei de aprender a ser a pessoa que toma decisões. Dentro daquele tubo, me dou conta de que já não sou mais.

Chego em casa depois de todos esses procedimentos a tempo de fazer o jantar. Mesmo antes de tudo o que está acontecendo acontecer, meu marido e eu não estávamos dando conta das nossas responsabilidades. Agora, quando três crianças vêm correndo para o nosso quarto todo dia às sete horas da manhã, encaramos tanto a exaustão de conviver com isso como o medo de que eu não conviva.

Em geral, estou disposta a falar com Simon sobre qualquer assunto, e ele fica irritado com minha necessidade sem fim de analisar nosso relacionamento. Agora tudo o que sou capaz de discutir é o horário da minha próxima consulta. Pela primeira vez, entramos num reino do qual as palavras não fazem parte.

Enfim, somos convocados ao hospital para o diagnóstico. Sentamos diante de uma grande mesa enquanto dois médicos, incluindo o que lembra Dominique de Villepin, examinam minha papelada por alguns bons minutos. Quando finalmente falam conosco, descrevem meus sintomas, mas não dizem o que tenho.

Eu os interrompo.

"É câncer?", pergunto. (É a mesma palavra em francês, mas se pronuncia "can*cer*".) Os dois médicos parecem aliviados que eu tenha quebrado o gelo. Um deles diz que sim, é um tipo de câncer no sangue chamado *lymphome non hodgkinien* — linfoma não Hodgkin.

Depois que ele diz isso, tenho a sensação de que estou caindo da cadeira em câmera lenta. É como se afundasse sem me mover. Deve ser o que as pessoas querem dizer quando falam que estão "se desmanchando".

Embora tenha passado inúmeras semanas num estado de terror total, ainda preciso rearranjar meu cérebro para acomodar um fato: não estou com dor porque sentei de forma inadequada à escrivaninha. Estou com dor porque tenho câncer nos ossos das minhas costas. Um dos médicos diz que preciso começar três meses de químio e imunoterapia imediatamente.

Simon e eu nunca discutimos como seria se o pior acontecesse. Mas, no pátio do hospital, peço que me diga qual é o plano, caso eu morra. Sei que deve ter um. Meu marido fica em silêncio por um momento. "Vamos mudar para Londres, para ficar perto da minha irmã", ele diz.

Ninguém na editora tem ideia de que estou doente, ou de que acompanhei a edição do livro em salas de esperas de consultórios médicos. Tenho medo de que, caso descubram, entrem em pânico e desistam de investir no livro. Argumento que, até agora, a doença não interferiu no meu trabalho.

Mas ainda preciso de uma foto para a orelha do livro, e preciso tirá-la antes de perder o cabelo. Um dia antes da primeira sessão de quimioterapia, encontro um fotógrafo no café perto de casa. Ele tira uma foto minha com uma xícara de café, olhando confiante para a câmera.

Como jornalista, costumo pesquisar tudo à exaustão. Mas, com a doença, não faço isso. Na verdade, mal me dou conta do que está acontecendo dentro do meu corpo. Não consigo lembrar quais células sanguíneas estão em excesso e quais me faltam. Bem quando estava me sentindo mais adulta, a doença me infantilizou. Não tenho escolha a não ser me entregar aos cuidados dos médicos e confiar que podem me curar.

E, ainda assim, também me sinto uma adulta tranquila. Posso ver isso na foto de orelha. É a situação mais importante que já enfrentei. As más notícias não estão mais à distância; estão dentro de mim. De repente, entendo algo com muita clareza: se fosse só eu, poderia lidar com a morte. Mas não é o caso. E, por causa disso, tenho que sobreviver. Preciso criar meus filhos. Não posso deixar Simon sozinho nessa.

Quando descubro que um hospital público perto de casa é especializado em câncer no sangue, dispenso o refinado hospital particular do outro lado da cidade e vou até lá. Recepcionistas que falam inglês e manobristas são coisa do passado. O hospital público foi construído por Henrique IV no século XVII para atender vítimas da praga. É simples, sem frescura e eficiente. Minha médica é uma loira bonita e severa que me escuta pacientemente enquanto falo em *lymphome non hodgkinien*.

Chego para o começo do tratamento — que, de forma reconfortante, os franceses chamam de *cure* — usando moletom, jeans rasgado e tênis preto. É uma escolha deliberada: pareço hipster, e hipsters não morrem. A recepção me direciona a uma unidade de atendimento chamada *hôpital de jour*, que me faz pensar em sopa. Fico assistindo a séries americanas no laptop para me distrair enquanto um enfermeiro insere uma agulha no meu braço.

Um efeito imediato da quimioterapia é perda de peso. Pela primeira vez na minha vida adulta, posso comer um prato gigantesco de macarrão com molho no jantar e ao acordar, no dia seguinte, descobrir que perdi meio quilo.

Na segunda sessão, estou em pânico por causa de um caroço duro que apareceu na base da minha coluna. O oncologista de plantão dá uma olhada e ri. "É um osso", ele diz. "Antes você não conseguia sentir, com toda a gordura."

Quando fica doente, você aprende muita coisa sobre os outros. Descobri que há pessoas que secretamente amam notícias ruins, e que certas mulheres terão inveja da sua magreza não importa a causa. Um número surpreendente de pessoas insiste para que você vá à pedicure. A mulher que foi de vestido branco ao meu casamento nem entra em contato.

Fico surpresa com a enorme variedade de reações inapropriadas à minha doença. Muitos amigos apontam a animadora coincidência de que alguém que conhecem morreu dessa mesma doença. Um antigo colega de classe me informa que câncer é causado pelas "emoções" e que pode ser curado tomando missoshiro. Uma mulher entra na minha casa, lamenta na frente dos meus filhos como se fosse Antígona e então me envolve num abraço doloroso. Um amigo avisa: "Não leia as estatísticas!". O que deixa claro que ele já leu.

No entanto, outras pessoas, algumas que eram meras

conhecidas antes do diagnóstico, parecem literalmente me resgatar do desespero. Me identifico melhor com aquelas que também tiveram doenças complicadas: um homem que sofreu um ataque cardíaco; um antigo colega que foi hospitalizado duas vezes por depressão; uma amiga de infância que está tratando um câncer de mama. Parecem velhos companheiros dos tempos de guerra.

Fico emocionada ao ver que — embora eu possa ser esquisita e distante — algumas pessoas gostam de mim mesmo assim. Uma mulher do meu clube do livro me faz uma lasanha. Parentes da Flórida me enviam uma mantinha aconchegante para que eu possa me aquecer. (Recomendo fortemente o acessório como presente de melhoras.) Até N, minha parceira no sexo a três, se oferece para cuidar dos meus filhos, o que eu recuso.

Hesito contar sobre a doença a uma amiga cujo namorado escreve para a *New Yorker* e foi testemunha da minha festa fracassada de quarenta anos. O mundo literário de Nova York é tão pequeno que meus editores poderiam ficar sabendo. Quando resolvo falar, os dois são excepcionalmente carinhosos. O namorado me põe em contato com um conhecido que é especialista em câncer no sangue. Minha amiga me dá uma boina preta e macia que pertenceu ao avô dela.

Uso a boina o tempo todo, para cobrir o cabelo cada vez mais ralo. Decidi que, em vez de raspar, como as pessoas com câncer fazem nos filmes, vou deixar tudo cair. Gostaria de manter um pouco de cabelo, por mínimo que seja, enquanto for possível.

Logo, há uma camada de fios loiros em todos os meus casacos e malhas. Eles caem sobretudo do topo da cabeça, como a careca-padrão masculina. Os fios que sobram são frágeis demais para que eu possa pentear ou lavar, então vão se emaranhando em ninhos. Depois de cerca de oito semanas de químio, pareço Larry David com dreads. Simon fica tão incomodado com a visão da minha cabeça que pede que eu use a boina para dormir.

A cada três semanas, vou ao hospital para outra *cure*. Quando um médico descobre que sou escritora, me entrega o manuscrito do seu romance. É sobre uma mulher com câncer que acaba morrendo ao fim do livro.

Na minha próxima *cure*, devolvo o manuscrito a ele. "Só uma sugestão", digo. "Não mate a protagonista."

Minha editora ainda não sabe sobre a doença, mas está ficando preocupada com outra coisa: publicar um livro sobre criação de filhos por uma autora que teve seu ménage à trois bastante divulgado. Eu a lembro de que o texto não era uma revelação de fatos comprometedores sobre mim, mas algo que eu mesma escrevi. Mal tem sexo nele. (Curiosamente, meus editores ingleses não se incomodam nem um pouco com isso.) Uma assessora de imprensa me liga de Nova York para ensinar o que preciso dizer aos jornalistas caso perguntem sobre o sexo a três: "Sim, eu fiz isso. Mas não gostei".

Estou mais preocupada em divulgar meu livro por aí estando careca. Minha mãe vem a Paris e vamos comprar perucas. Numa loja perto da Ópera, uma vendedora nos leva até uma sala reservada e apresenta uma série de perucas bem caras feitas com cabelo de verdade. Ela assegura que os fios são europeus, "não indonésios", e sempre esquece o tipo de câncer que tenho. Opto por uma peruca sintética loira curta, porque parece menos racista e custa um terço do valor da outra.

Vamos também comprar roupas para divulgar meu livro. Antes do tratamento, eu usava quarenta, que é perfeitamente normal, mas está longe do ideal parisiense. Quando experimento roupas, as vendedoras francesas costumam me perguntar, de forma neutra: "O que você acha?".

Agora o 36 fica grande em mim. Quando saio dos provadores — até mesmo de boina —, as vendedoras sorriem em aprovação e sugerem cintos, malhas e blazers. Estou acostumada a escolher roupas com base no tempo ou no fato de que não me engordam. Agora, pela primeira vez na minha vida adulta, nada me engorda. Compro uma enxurrada de vestidinhos e casacos com cinto só porque posso.

Minha mãe e eu discutimos um pouco a doença, mas na maior parte do tempo ela só fica ao meu lado, com toda a paciência. Me dou conta de que há algo de esperançoso no ato de fazer compras, uma atividade que sempre fizemos juntas. Comprar roupas implica um futuro em que se vai usá-las. No entanto, quando compro um vestido preto — uma malha de manga curta que termina numa saia de seda de cintura alta, que vou usar nas fotos de divulgação —, passa pela minha mente que posso vir a ser enterrada nele.

Quando a assessora liga para dizer que vou aparecer num programa matinal da TV americana, o esforço para manter meu segredo parece grande demais.

"Preciso te contar uma coisa", digo. Dou a notícia de uma vez só, sem parar para respirar, porque, se demorar mais um pouco, vou começar a chorar. Explico que a quimioterapia deve terminar algumas semanas antes que o livro saia.

Todo mundo na editora é muito legal. Mas continuam preocupados com o texto sobre sexo a três. Garanto a eles que, se alguém começar a pegar no meu pé por causa disso, vou mencionar o câncer para distraí-lo.

De qualquer maneira, meus conselhos para a criação dos filhos no momento se resumem a duas palavras: não morra. Contei às crianças que estou doente, mas estou me tratando para melhorar. E é verdade. Na metade da quimioterapia, já não sinto uma dor excruciante nas costas. Pela primeira vez em meses, consigo virar a cabeça.

Uso a boina preta por toda parte. "Minha mãe é careca", minha filha bilíngue anuncia sempre que me vê sem ela.

Em janeiro, alguns dias depois da *cure* final, faço outra tomografia computadorizada. Ela vai mostrar se o tratamento funcionou ou não. Entro no túnel e obedeço às ordens da voz em francês. Uma semana depois, Simon e eu enfrentamos a chuva congelante para deixar as crianças na escola, então corremos para o hospital para encontrar a médica loira, que vai comunicar o resultado do exame. Quando entramos na sala, ela sorri pela primeira vez desde que a conhecemos. Começa a falar antes mesmo que sentemos.

"Tenho ótimas notícias para você", a médica diz. Estou em *rémission complète* — remissão completa. Dessa vez, não tenho problema em entender o francês.

Algumas semanas depois, raspo a cabeça e no mesmo instante me dou conta de que deveria ter feito isso meses antes. Então vou para Nova York lançar meu livro. Não estou acostumada com a peruca, então, pouco antes de participar do programa matinal, decido pôr a boina por cima. Ela me reconforta e me faz sentir menos agitada. (Posso ter sobrevivido ao câncer, mas ainda fico nervosa num programa de TV ao vivo.) A combinação da peruca e da boina me faz parecer uma mulher da seita satmar hassídica ou uma camponesa basca subnutrida. O público acha que estou tentando parecer "francesa".

"Esqueça essa boina", diz a mensagem que recebo do meu agente assim que saio do ar. Nos fóruns de discussão do programa, desconhecidos solícitos me informam que boinas não são mais moda na França há cerca de 75 anos. (Como moro em Paris há uma década, eu já sabia disso.)

Fico mais animada quando um espectador me descreve — ou pelo menos descreve minha persona literária — como "simpática". E recebo mensagens de desconhecidos dizendo que, depois de ler meu livro, sentem como se me conhecessem. O que sei é que tenho 41 anos e estou viva. E no caminho para me tornar uma pessoa adulta.

VOCÊ SABE QUE TEM QUARENTA ANOS QUANDO...

- Tem certeza de que algo é ridículo.

- Consegue acalmar alguém.

- Se dá conta de que pode manipular as pessoas e de que algumas delas têm manipulado você há um tempo.

- É leal, mas desconfiada.

- Sabe que ciúme demais não dá certo.

- Fica surpresa ao se dar conta de que alguém está flertando com você e de que se considerou fora do jogo cedo demais.

9. Como ser um especialista

Para minha surpresa, meu livro se torna um best-seller imediato e ganha vida própria. Depois de uma leitura numa livraria em Manhattan, duas jovens com bebês se aproximam de mim com uma expressão estranha no rosto. Preciso de um minuto para entender o que significa: elas estão nervosas em me conhecer.

Nem todo mundo gosta do livro, mas ele se torna parte da discussão cultural do momento. Sou satirizada pela *New Yorker* e zombada pela *Forbes* (num artigo chamado "Não, obrigado. Prefiro criar um bilionário"). Um jornal televisivo do Oregon faz uma matéria sobre uma mãe que impõe todas as práticas francesas aos filhos, ainda que eles não queiram, além de refeições gourmet proibitivas. Na internet, descubro uma animação taiwanesa em que uma mulher de aparência asiática e boina, que supostamente sou eu, bebe vinho tinto e ensina os filhos a pintar a *Mona Lisa*. Uma mulher me liga pelo Skype da Mongólia para dizer que quer publicar uma tradução em seu país. Pessoas do mundo todo me escrevem para pedir conselhos sobre como criar os filhos. Quase ninguém menciona o texto sobre sexo a três.

É um pequeno surto de uma fama modesta. Mas significa que praticamente do dia para a noite não sou mais uma jornalista desconhecida implorando por trabalho. Sou considerada uma especialista.

E sou mesmo uma? Aparecer na TV por alguns minutos para resumir meu livro a pessoas que provavelmente não sabem muito sobre a França é uma coisa. Mas entro em pânico quando sou convidada para falar com o departamento de francês de uma importante universidade americana. Vou conseguir me explicar de maneira convincente por uma hora inteira na frente de especialistas de verdade? Fiz bastante pesquisa para o livro, como os jornalistas sempre fazem. Mas, nessa palestra, vou falar com professores e alunos que estudaram na França, alguns deles inclusive franceses. Sou uma antropóloga amadora; alguns deles são especialistas de verdade. Suspeito que me convidaram só para me humilhar.

Antes que a palestra tenha início, tomo muito café e como um pacote de M&M's sem nem perceber. Espero compensar com minha energia cafeinada o que me falta em rigor acadêmico. A sala ampla está lotada. Tem gente de pé nos fundos. Há gravadores por toda parte. Sento à frente e um professor me apresenta.

Pela próxima hora, respondo a perguntas do público e explico as ideias principais do meu livro. O tom deles é curioso, amistoso e até respeitoso. Ninguém duvida das minhas credenciais ou parece ter intenção de me alfinetar. Logo ouço aplausos, e um professor convida todo mundo para tomar uma taça de vinho. No coquetel, ele parece satisfeito e diz que tudo correu bem. Os alunos se aproximam com a mesma expressão nervosa que observei na leitura.

Fico embasbacada. O nível esperado dos especialistas é mais baixo do que eu pensava? Estão todos projetando adultice em mim, querendo acreditar que alguém sabe o que está acontecendo? Ou sofro da síndrome do impostor e sei mais do que imaginava?

No meu curto mandato como suposta especialista, me dou conta de que algumas pessoas que considero especialistas — e portanto adultos — também duvidam de si mesmas. Em especial na academia, onde se é julgado quase somente por seu intelecto. Através de amigos, conheço uma professora chamada Amy, que estudou nas melhores escolas, leciona numa grande universidade americana e publica com regularidade em revistas acadêmicas.

"Sou uma farsa", Amy me diz depois de uma taça de vinho. "Sinto que tenho um conhecimento apenas superficial de algumas coisas. Posso ver uma coisinha mínima, como se olhasse por um túnel. Não consigo identificar o significado maior". Amy se sente cercada por gente que sabe mais do que ela e que compreende melhor seu objeto de estudo. "Se o papel de um acadêmico é mudar a maneira com as pessoas pensam o mundo, não posso ser uma."

Amy está para assumir uma cadeira fixa na universidade, mas imagina que não vai conseguir. "E acho que eles estão certos; não sou tão boa assim", ela diz.

Nem todos os acadêmicos pensam dessa maneira, claro. Conheci um professor chamado Keith que lembra exatamente quando começou a se sentir um especialista no seu campo, a filosofia. Como universitário, ele considerava seus professores capazes de algum tipo de alquimia intelectual. Podiam falar tanto sobre a história do campo quanto sobre as particularidades de vários problemas filosóficos. Em palestras, uniam tudo numa argumentação convincente. Quando se é um estudante, ele me diz, "você não se vê como uma versão imatura deles. Só pensa coisas do tipo 'Como eu poderia ser assim um dia?'".

No terceiro ano do doutorado, Keith dava aula na graduação quando um dos alunos fez uma pergunta difícil que estava relacionada apenas de modo superficial ao assunto da aula. Sem muito esforço, Keith deu uma resposta complexa com base num entendimento mais amplo do seu campo. Ele lidou com a pergunta que se seguiu da mesma maneira. Estava fazendo o mesmo tipo de alquimia dos seus professores.

"Me lembro de voltar para a minha sala depois da aula e pensar: 'Nossa! Acabei de agir como um especialista'." Ele me diz que também se sentiu adulto.

Fico feliz em conhecer alguém que pode apontar o ponto de virada de aprendiz a mestre. Mas, quando conto a história de Keith para outros acadêmicos, eles não ficam nem um pouco impressionados.

"Ele acha que é adulto porque sabe enrolar?", um professor de inglês pergunta, seco.

Meu sogro me diz que levo diplomas a sério demais. "Competência em algo profissional e entediante não tem nenhuma relação com uma compreensão mais madura de si mesmo, do mundo e das outras pessoas. Não tem nada a ver com ser adulto."

Aparentemente, confundi conhecimento profissional e sabedoria. Não é o primeiro que torna alguém um adulto, mas o segundo. Ou talvez tenha cometido outro erro: confundi ser adulto com ser homem.

Quando o mistério é removido da condição de especialista, me dou conta de que fiz minha pesquisa e sei o bastante para me garantir. Mas ainda sinto certa sobriedade e algum descolamento. Há pouco tempo, eu estava deitada num túnel pensando se ia sobreviver. Ainda estou na fase de manutenção do tratamento, e recebo medicamento imunoterápico a cada três meses.

Fico feliz em planejar viagens para a Holanda e para a Rússia para promover meu livro, e por estar numa procissão quase infinita de entrevistas. Fico feliz sempre que uma mãe me diz que a abordagem francesa ajudou a fazer o bebê dormir. E, para alguém que tem dificuldade no trato social, um livro é uma boa carta de apresentação. Não quero me esforçar tanto para fazer o social. Com frequência, pessoas que leram meu livro sentem que já têm uma conexão comigo. Minha única tarefa é não estragar sua boa impressão.

Mas acabei de ver minha vida mudar num instante, duas vezes, então tomo o cuidado de não me apegar ao meu novo status profissional. Encaro meu modesto sucesso do mesmo jeito que encarei a entrada no túnel: escutando o que me dizem e me mantendo calma.

O que me pega é o livro em si. É um alívio finalmente ter feito algo bem. Quando era mais nova, as pessoas me garantiam que eu tinha potencial. Aos trinta, eu me perguntava se ia de alguma forma corresponder àquilo.

Quando entreguei meu primeiro livro, aos trinta e poucos, na mesma hora desejei poder reescrever tudo. As críticas foram mistas, e praticamente ninguém o leu. Outro livro como o primeiro talvez significasse o fim da minha carreira como autora e eu teria que voltar a implorar às editoras por qualquer tipo de trabalho. Simon depois confessou que temeu pela minha carreira e por ele mesmo, caso eu me tornasse uma esposa amargurada por não poder ajudar a pagar as contas.

Quando entreguei meu segundo livro, sobre a criação dos filhos, senti que tinha feito o meu melhor. Não queria mudar nada. Aos quarenta, não estava mais vivendo do meu potencial. Finalmente estava entregando meu melhor trabalho.

Apesar de todas as falhas do material, tinha tomado a atitude bastante adulta de assumir uma perspectiva e defendê-la. Para mim, era um progresso. Eu crescera com a ideia de que nunca se devia chegar ao fundo das coisas. Mesmo assim, havia acabado de mergulhar num assunto complicado para destrinchá-lo.

Tendo estado dentro daquele túnel, com meu interior exposto, passei a me conhecer melhor. Durante toda a vida, imaginei sempre o pior cenário possível. Agora sei que, quando o pior acontece, posso lidar com isso. Não vou me desintegrar. Eu voltava para casa depois do tratamento e fazia o jantar para as crianças. Não voltei correndo para os Estados Unidos, achando que lá tudo ficaria melhor. Permaneci na França, confiando minha própria existência a outro país. Quando acabou, não quis trocar de marido ou mudar qualquer coisa de forma radical. Emergi calma, grata pela minha vida, querendo tudo ainda mais.

> **VOCÊ SABE QUE ESTÁ NOS QUARENTA QUANDO...**
>
> • Sabe identificar quando o estilo de vida de alguém só é possível com uma herança.
>
> • Entende que até um trabalho menor é importante para alguém, então precisa fazê-lo bem.
>
> • Seus antigos professores da escola, que no passado lhe pareciam inatingíveis, agora querem manter contato.
>
> • Quando vê *A primeira noite de um homem*, você se identifica com os pais.
>
> • Se conhece alguém muito encantador, não se deixa seduzir — fica desconfiada.

10. Como ter uma crise de meia-idade

A crise de meia-idade foi inventada em Londres, em 1957.

Foi quando um canadense de quarenta anos chamado Elliott Jaques leu numa reunião da Sociedade Psicanalítica Britânica um artigo de sua própria autoria. Diante de uma centena de pessoas, Jaques sustentou que as pessoas de trinta e poucos anos experimentavam um período de depressão que durava alguns bons anos.

Jaques — que era médico e psicanalista — disse que identificara o fenômeno estudando a vida de grandes artistas, para os quais a depressão assumia uma forma extrema. Em pessoas comuns, os sintomas incluíam o despertar para a religião, a promiscuidade, uma inabilidade repentina de desfrutar da vida, "uma preocupação hipocondríaca quanto à saúde e à aparência" e "tentativas compulsivas" de se manter jovem.

Esse período é marcado pela constatação de que metade da vida já passou, e a morte não é algo que acontece apenas com os outros: também vai acontecer com elas. Jaques citou um paciente de 36 anos deprimido que contou ao terapeuta: "Até agora, a vida pareceu uma curva ascendente sem fim: havia apenas o horizonte à distância em vista. De repente pareço ter chegado ao topo da montanha, e à frente se estende a descida que culmina no fim da estrada. Ele já é visível, ainda que distante, e a morte é uma presença constante". (Talvez ele estivesse parafraseando o filósofo alemão Arthur Schopenhauer, que no século XIX escreveu: "Quando subimos a colina da vida, a morte não é visível: está do outro lado, lá embaixo. Mas, assim que passamos do topo, ela entra em nosso campo de visão — a morte, de que até então só tínhamos ouvido falar".)

Jaques não alegou ser o primeiro a detectar uma mudança na meia-idade. Ele apontou que já no século XIV o protagonista de A *divina comédia* — que os acadêmicos dizem que tem 35 anos —, de Dante Alighieri, declara no começo do livro: "Na metade da jornada da nossa vida/ Me encontrei numa floresta sombria/ Tendo perdido o caminho à frente". Jaques chama isso de "cena de abertura de uma vívida e perfeita descrição da crise emocional da fase da meia-idade".

Mas Jaques ofereceu uma explicação moderna e clínica, e deu a ela — o que foi crucial — um nome: "crise da meia-idade".

Jaques estava nervoso quando fez sua palestra em Londres. Muitos dos principais psicanalistas da época estavam sentados na plateia, inclusive o presidente da sociedade, Donald Winnicott, conhecido pela sua teoria dos objetos transicionais, e a mentora de Jaques, a famosa psicóloga infantil Melanie Klein.

Era um grupo complicado, que tinha se dividido em facções concorrentes. Os participantes eram conhecidos por atacar quem falava quando abriam a discussão para perguntas. E Jaques não estava apenas apresentando uma teoria abstrata. Depois, ele disse a um entrevistador que o paciente de 36 anos que descrevera era ele próprio.

Quando terminou de ler seu texto, intitulado "A crise da meia-idade", Jaques fez uma pausa e esperou pelo ataque. Em vez disso, depois de uma breve discussão, "fez-se silêncio completo", ele lembrou depois. "O que foi muito, muito constrangedor, porque ninguém se levantou para falar. Aquilo era novo, absolutamente raro." No dia seguinte, Melanie Klein tentou animá-lo dizendo: "Se tem algo com que a Sociedade Psicanalítica não sabe lidar é a morte".

Sentindo-se derrotado, Jaques deixou "A crise da meia-idade" de lado. Continuou a escrever sobre assuntos menos pessoais, elaborando inclusive uma teoria do tempo e do trabalho. "Eu estava completamente convencido de que meu artigo tinha sido um fracasso retumbante."

Mas Jaques não esqueceu como era se sentir um homem aflito no topo da montanha. Cerca de seis anos depois, enviou seu artigo à *International Journal of Psychoanalysis*, que o publicou na sua edição de outubro de 1965 com o título "Death and the Mid-life Crisis".

Em vez de silêncio, a teoria de Jaques despertou um enorme interesse. A crise da meia-idade já estava alinhada ao espírito da época.

Se você fosse um homem nascido em 1900, teria cerca de 50% de chance de viver até os sessenta. A expectativa média de vida para um homem era por volta de 52 anos. Era correto considerar os quarenta anos próximos do fim.

Mas o tempo de vida nos países mais ricos estava crescendo cerca de 2,3 anos por década. Alguém nascido em 1930 tinha quase 80% de chance de chegar aos sessenta.

Aquilo conferiu vitalidade aos quarenta. *A vida começa aos quarenta* foi o livro de não ficção mais vendido nos Estados Unidos em 1933. Walter Pitkin, o jornalista que o escreveu, explicou que "antes da Era das Máquinas, os quarenta eram o fim". Mas, graças à industrialização, aos novos remédios e às máquinas de lavar louça, "homens e mulheres viram a tarefa ancestral de *sobreviver* transformada na estranha nova tarefa de *viver*".

Quando Elliott Jaques publicou "Death and the Mid-life Crisis", em 1965, a expectativa média de vida nos países ocidentais tinha subido para cerca de setenta anos. Fazia sentido mudar de vida aos trinta ou quarenta, porque se esperava viver o bastante para desfrutar de uma nova carreira ou de um novo cônjuge.

E estava ficando mais fácil mudar de vida. As mulheres estavam saindo de casa para trabalhar em números recordes, o que lhes dava maior independência financeira. Profissionais de classe média faziam terapia individual ou de casal também em números recordes, tentando compreender a si mesmos. As pessoas começavam a tratar o casamento não como uma instituição romântica, mas como uma fonte de realização pessoal. As exigências para o divórcio estavam se abrandando, de modo que o número deles explodiria em breve.

Havia muita transformação social em curso, dos movimentos em defesa dos direitos civis à pílula anticoncepcional. Não eram apenas indivíduos que tinham crise de meia-idade. A sociedade inteira parecia estar mergulhada numa crise.

A ideia de que uma crise de meia-idade é inevitável rapidamente passou do artigo acadêmico de Jaques para a cultura popular. E, de acordo com o novo senso comum, os quarenta eram o momento ideal para isso. Barbara Fried, num livro escrito em 1967, *The Middle-Age Crisis*, alegou que a crise "é um aspecto normal do crescimento, tão natural aos quarenta quanto a dentição é para um grupo mais jovem".

A crise da meia-idade, que mal existia cinco ou seis anos antes, de repente era tratada como algo biologicamente inevitável que poderia até matar alguém. "Quem está nela [...] nem imagina que tem algo acontecendo dentro do seu corpo, uma mudança física que afeta suas emoções", um artigo do *New York Times* explicou em 1971. "Ainda assim, é marcada pela indecisão, pela inquietação, pelo tédio, uma postura de 'qual é o sentido?' e uma sensação de se estar cercado."

A crise logo se expandiu da definição original de Jaques para incluir praticamente qualquer conflito interior. A pessoa podia ter uma crise de meia-idade porque já tinha conquistado tudo o que desejava, sem que aquilo conferisse algum sentido à sua vida. Ou era possível entrar em crise por não ter conquistado coisas o bastante.

Os teóricos da administração incentivavam as empresas a ser sensíveis a seus trabalhadores em crise. Em 1972, uma força-tarefa do governo americano alertou que a crise da meia-idade podia estar causando um leve aumento na taxa de morte de homens entre 35 e quarenta anos. "Um sentimento geral de obsolescência parece atingir gerentes de nível médio quando chegam ao fim dos trinta. Sua carreiras parecem ter chegado a um platô, e eles se dão conta de que a vida a partir dali vai ser um longo e inevitável declínio."

Apesar de algumas reivindicações biológicas, a crise da meia-idade era vista sobretudo como um mal das classes média e alta. Seu alvo costumava ser homens brancos empregados, com tempo livre para refletir sobre seu desenvolvimento pessoal e dinheiro para gastar com carros esportivos e amantes. Não se esperava que a classe trabalhadora e os negros tivessem algum tipo de realização pessoal. Supunha-se que as mulheres seguiam um roteiro diferente, marcado pelo casamento, pela menopausa e a saída dos filhos de casa.

Mas as mulheres logo se deram conta de que a crise de meia-idade envolvia uma espécie de liberação, alinhada ao movimento feminista que renascia: se você odiava sua vida, podia mudá-la. Essa ideia encontrou a mensageira perfeita em Gail Sheehy.

Sheehy era filha de um executivo do ramo da publicidade de Westchester. Obediente, ela tinha estudado economia, casado com um médico e tido um bebê. Mas aquela vida não era para ela. No início da década de 1970, Sheehy se divorciou e começou a trabalhar como jornalista.

Em janeiro de 1972, ela estava trabalhando na Irlanda do Norte quando um jovem manifestante católico que entrevistava levou um tiro no rosto. O choque da experiência de quase morte logo se combinou ao choque de entrar na segunda metade dos trinta. "Um desconhecido me sacudiu pela psique e gritou: 'Acorde! Você já desperdiçou metade da sua vida!'."

Os pesquisadores com quem ela falou explicaram que entrar em pânico aos 35 é normal, já que os adultos também atravessam fases de desenvolvimento, como as crianças. Sheehy percorreu os Estados Unidos entrevistando homens e mulheres estudados de classe média, dos dezoito aos 55 anos, a respeito das suas vidas. No verão de 1976, ela publicou um livro de quase quatrocentas páginas chamado *Passagens: Crises previsíveis da vida adulta*. Em agosto, estava em primeiro lugar na lista de mais vendidos de não ficção do *New York Times*, e permaneceu entre os dez mais por mais de um ano. Eu me lembro de ver a capa multicolorida no criado-mudo da minha mãe.

Sheehy buscou as crises de meia-idade por todo o país, e as encontrou. "Um sentimento de estagnação, desequilíbrio e depressão é previsível na passagem para a meia-idade", ela escreve no livro. As pessoas podem esperar sentir "mudanças momentâneas de perspectiva ou insatisfações misteriosas pelo caminho que vinham buscando com entusiasmo nos anos anteriores". As idades de 37 a 42 são "o pico da ansiedade para praticamente todo mundo". E Sheehy afirma que essas crises ocorrem nas mulheres também.

Com seu livro, a ideia que vinha ganhando força por uma década se torna um simples fato da vida. Logo o tema ganha canecas, camisetas e até um jogo, que desafiava os participantes a "sobreviver à crise de meia-idade sem pirar, se divorciar ou ir à falência".

Mas crises de meia-idade de fato aconteciam?

O antropólogo Stanley Brandes tinha dúvidas. Conforme ele próprio se aproximava dos quarenta, notou que todos os volumes de autoajuda da livraria local, em Berkeley, alertavam para o fato de que sua vida estava prestes a sofrer uma enorme revolução.

Brandes pensou no livro clássico de Margaret Mead, *Coming of Age in Samoa*, de 1928. Mead argumenta que os norte-americanos esperam que meninas adolescentes entrem em crise, e muitas de fato entram, enquanto observou que em Samoa não se espera que os anos antecedentes à vida adulta sejam cheios de reviravoltas emocionais, de modo que acabam não sendo.

Brandes argumenta que a crise da meia-idade pode ser algo culturalmente construído. "Era uma espécie de golpe que minha cultura estava dando em mim. Eu não precisava me sentir daquele jeito", ele conta no livro *Forty: The Age and the Symbol*, de 1985, em que explica sua teoria.

Brandes não tinha dados suficientes para se aprofundar, mas logo os pesquisadores estavam analisando descobertas de estudos como o gigantesco "A meia-idade nos Estados Unidos", que começou em 1995 e ficou conhecido como MIDUS, abreviação de seu nome em inglês [Midlife in the United States]. O que tudo isso revelava sobre a crise de meia-idade?

"A maior parte das pessoas não tem crises", diz Margie Lachman, da Universidade Brandeis, membro da equipe original do MIDUS. Lachman diz que em geral pessoas na meia-idade são saudáveis, têm uma vida social ativa e estão no ápice financeiro da carreira, portanto "estão bem satisfeitas".

Alguns dos que relatam a crise têm uma "tendência" a isso ou são altamente neuróticos, ela diz. Estão em crise a vida inteira, não só na meia-idade. E cerca da metade das pessoas que tem crise de meia-idade alega que ela está relacionada a um evento determinado, como um problema de saúde, a perda do emprego ou um divórcio, não o envelhecimento em si.

Apenas 10% a 20% dos norte-americanos têm uma experiência que se qualifica como crise de meia-idade, de acordo com o MIDUS.

Com esses dados, a maior parte dos cientistas abandonou a ideia de que a crise de meia-idade é causada por mudanças biológicas. Passaram a considerá-la principalmente uma construção cultural. Os mesmos veículos de massa que haviam anunciado sua existência começaram a tentar desmascará-la, em dezenas de artigos com variações de "O mito da crise de meia-idade" como título.

Mas a ideia era deliciosa demais para ser esquecida. Tinha se tornado parte da narrativa da classe média ocidental, na medida em que oferecia uma versão nova de como a vida deveria caminhar.

Outro motivo para o sucesso da ideia, diz Margie Lachman, é que as pessoas gostam de mistificar estágios da vida, como quando se diz que com dois anos os filhos ficam terríveis. Na verdade, ela afirma, "a maior parte das crianças de dois anos que conheço é encantadora". A crise da meia-idade persiste, em parte, porque é uma ideia atraente.

Elliot Jaques observou espantado a avalanche que seu artigo iniciou. Pedidos de reimpressões de "Death and the Mid-life Crisis" vinham de todas as partes do mundo.

Fazia tempo que ele se dedicava a outros assuntos. Tornou-se especialista em relações de trabalho e desenvolveu uma maneira de avaliar funcionários de acordo com a quantidade de tempo que levavam para completar tarefas. Foi consultor do Exército dos Estados Unidos e da Igreja da Inglaterra quanto à sua estrutura organizacional e escreveu mais de vinte livros. Nunca mais abordou a crise de meia-idade.

Jaques morreu em 2003. Sua segunda esposa, Kathryn Cason, que fundou com ele uma organização dedicada a propagar suas ideias sobre o trabalho, me contou que a crise de meia-idade foi só "um pedacinho de tudo o que desenvolveu" e que às vezes Jaques "não queria mais falar a respeito daquilo, depois de vinte ou trinta anos". Ela também me incentivou a ler seus trabalhos mais recentes.

Tenho que admitir que nunca o fiz. Jaques tinha muitas ideias boas, mas o mundo todo estava mais interessado na menor delas. O título do seu obituário no *New York Times* foi "Elliott Jaques, 86, cientista que cunhou o termo 'crise de meia-idade'".

VOCÊ SABE QUE ESTÁ COM *QUARENTA E TANTOS* QUANDO...

- O número do seu sapato misteriosamente aumenta.
- Pessoas que você considerava velhas agora o tratam como um igual, dizendo coisas como "Para nós já não importa, mas para nossos filhos...".
- Conhece um monte de gente que está na menopausa.
- Ainda não sabe o que é a perimenopausa — e prefere nem saber.
- Diz aos amigos mais novos, preocupados com a chegada aos quarenta, que é uma idade "para amadores".
- As pessoas fingem ficar surpresas quando descobrem que você tem três filhos.

11. Como ser Jung

Quando penso nos quarenta, com frequência me lembro do filme *Gravidade*, no qual Sandra Bullock interpreta uma astronauta nervosa na sua primeira missão. Ela é uma cientista muito capacitada e a Nasa supostamente decidiu que está preparada para ir ao espaço. Mas ela fica aterrorizada. Recebe de bom grado instruções de George Clooney, um comandante experiente e impetuoso que já esteve no espaço muitas vezes. Fica literalmente inclusive presa a ele por um fio.

Então há um acidente, em que vários detritos atingem a espaçonave. Para dar a Bullock uma chance de sobrevivência, Clooney se solta dela e flutua para longe. O rádio de Bullock não funciona. Ela é deixada vagando no espaço, sozinha, sem ninguém para lhe dar ordens ou resgatá-la. Se quiser voltar à Terra em segurança, vai ter que descobrir sozinha como chegar lá.

Sinto como se Simon tivesse se soltado de mim. Ele cansou de ser o adulto responsável por mim. É uma analogia imperfeita. Simon nem sabe dirigir. Ainda somos um casal, e ele não faz um discurso grandioso explicando o que pretende. Mas, gradualmente, me dou conta de que não está mais a fim de conferir a ortografia dos meus e-mails profissionais ou passar uma hora me ajudando a decidir se viajo a trabalho por dois dias. ("Se quiser ir, vá", ele bufa.) Não passa mais a noite me ajudando a decodificar o que alguém quis dizer quando me chamou de "complicada" nem alimenta meu ego quando recebo um tuíte particularmente grosseiro.

Compreendo a nova postura de Simon. Afinal, sou uma adulta treinada. Estou sempre dando conselhos e instruções aos meus filhos. Amigos um pouco mais velhos começaram a mandar seus próprios filhos conversarem comigo quando precisam de conselhos quanto à carreira que vão seguir. Ao que parece, muitas mães da Mongólia me consideram um guru pessoal. (Gosto de pensar nelas numa tenda, ensinando os pequenos a dizer *merci*.)

Meu guru, Simon, tem seus próprios problemas. Ele não consegue mais dormir direito e mal dá conta do trabalho. Além disso, tem viajado o tempo todo para ver a mãe, que mora numa casa de repouso em Londres e só tem piorado.

Simon está cansado de ser ao mesmo tempo tratado como uma celebridade e infantilizado por mim. Sigo suas opiniões quanto à política e às pessoas, mas me queixo de sua falta de habilidades práticas. "Se eu trocar você, vai ser por alguém que saiba pendurar as cortinas", digo uma noite, em cima de uma escada na nossa sala.

E me dei conta de que, com bastante frequência nos últimos tempos, não concordo mais com Simon ou sigo seu conselho. Ainda o considero imensamente perceptivo, mas agora ele parece menos uma pessoa que tem ligação direta com a verdade platônica e mais uma pessoa inteligente com um ponto de vista próprio.

Não estou sozinha ao desistir do meu adulto responsável em meio aos quarenta. É uma marca dessa idade. Em parte porque nossos pais — os adultos primordiais — estão envelhecendo. A maioria das conversas com eles envolve questões de saúde. Num estudo de 2013 com norte-americanos entre 37 e 48 anos, quase um terço tinha perdido pai ou mãe, e cerca de um em dez tinha perdido ambos. Um em cinco cuidava de um dos pais ou de um parente mais velho. Hoje, a cada poucos meses ouço que o pai ou a mãe de um amigo morreu. "Como estão seus pais?" de repente se tornou uma questão que meus contemporâneos se perguntam, não por educação, mas por uma preocupação real.

Nós, astronautas que vagam no espaço, precisamos nos virar sozinhos, mas como? Em *Gravidade*, Sandra Bullock primeiro se entrega ao desespero, depois se dá conta de que foi treinada para operar a espaçonave sozinha. Ela acaba conseguindo voltar para a Terra — mas não antes de parecer muito gata usando shortinho na gravidade zero.

Como as pessoas fazem a passagem para a condição de adulto na vida real? Com o intuito de descobrir, começo a ler sobre Carl Jung. Ele deixa claro, tanto nos seus escritos como através da sua vida, que ficar por conta própria não é apenas biologicamente inevitável. É o que uma pessoa tem que fazer para crescer.

Filho de um pastor, ele nasceu na Suíça em 1875. Como um jovem promissor trabalhando num hospital psiquiátrico de Zurique no começo do século XX, ele descobriu as ideias de Sigmund Freud, que começava a se tornar proeminente. Os dois homens passaram a se corresponder e logo estavam construindo o campo da psicanálise juntos, Freud como seu inventor e Jung — dezenove anos mais novo — como seu suposto herdeiro. (Freud parecia satisfeito por ter encontrado um discípulo não judeu.) Em 1910, Jung era editor da principal publicação de psicanálise e presidente da Associação Internacional de Psicanálise. Ele descreveu sua relação com Freud como aquela entre "pai e filho".

Em 1912, Jung estava com 37 anos, tinha um consultório próspero e uma cadeira de professor na Universidade de Zurique. Era casado com Emma, filha de um magnata dos relógios suíços. O casal vivia com seus filhos numa casa de 465 metros quadrados que dava para um lago, a qual o próprio Jung tinha projetado.

Mas as divergências entre ele e Freud eram cada vez mais difíceis de conciliar. Freud era secular e racional, e queria que a psicanálise fosse considerada uma ciência. Jung, filho de um pastor, tinha um lado místico e artístico, e era cada vez mais atraído por antigos mitos e pelo oculto. A crença de que ele havia reprimido tudo aquilo para se tornar médico e discípulo de Freud vinha à tona conforme ele se aproximava dos quarenta.

A relação de pai e filho que mantinham ficou desgastada. "Percebo agora como sou diferente de você. Essa constatação será o bastante para ratificar uma mudança radical em toda a minha atitude", Jung escreveu para Freud em novembro de 1912.

"Proponho que abandonemos nosso relacionamento pessoal por completo", Freud respondeu de Viena seis semanas depois.

Quando os dois romperam, Jung foi efetivamente afastado de parte do movimento psicanalítico, abdicando da presidência da associação. Ele era o astronauta à deriva que precisava voltar para casa por conta própria. Mas tinha apenas uma vaga ideia do que isso significava.

O fato de ser casado com uma herdeira ajudava. Ele abandonou o trabalho como professor e diminuiu suas horas no consultório. Decidiu que passaria a buscar verdades universais investigando o funcionamento interno da sua própria mente.

Por cerca de seis anos, a partir dos 38 anos, Jung embarcou numa jornada interior em que invocou visões desperto, ouviu vozes e anotou suas experiências. Algumas vezes, temeu estar ficando louco. Quando a Primeira Guerra Mundial estourou em 1914, ele acreditou que algumas das suas visões mais violentas tinham sido premonitórias. Ele também arranjou uma amante, uma antiga paciente na faixa dos vinte anos que insistia em levar para casa nos jantares de domingo.

Jung finalmente teve uma revelação: a visão recorrente de um senhor chamado Filemon. O psiquiatra falava com ele enquanto caminhava pelo jardim. Aos poucos, decidiu que o velho representava sua própria autoridade interna. Jung tinha desistido de Freud e encontrado um novo mentor em si mesmo. (Essa auto-orientação era imperfeita, no entanto — Jung depois foi acusado por suas visões antissemitas.)

O psiquiatra passou o resto da vida tentando entender o que tinha acontecido durante aquele período febril de seis anos. "Levei virtualmente 46 anos para destilar dentro do reservatório do meu trabalho científico aquilo que experimentei e anotei naquele período", ele escreveu em 1961, pouco antes de morrer. "Deparei com um rio de lava, e o fogo remodelou minha vida."

Na essência, Jung bolou uma teoria de como as pessoas se tornavam adultas. Ele decidiu que da puberdade aos 35 somos governados pelo ego. Trata-se de uma parte volátil de nós que procura status social e aprovação alheia. Durante essa fase, respeitamos convenções e construímos família e carreira.

Mas algo muda por volta dos 35 ou quarenta. Como aconteceu com Jung, as pessoas nessa idade começam a confrontar partes de si mesmas que mantiveram escondidas e de que tinham vergonha. Elas podem ter organizado a própria vida em torno da tentativa de escondê-las. Jung chamou esse aspecto oculto da personalidade de *der Schatten* — a sombra. Ela é "aquilo que não temos o desejo de ser", ele escreveu.

Me dou conta de que as pessoas à minha volta estão confrontando suas sombras. Uma amiga que há uma década jurava que estava escrevendo um romance acabou revelando que passaria a se dedicar a seu verdadeiro talento: design de joias.

Outra conhecida, uma mulher casada com dois filhos, admitiu para o marido e para si mesma que nunca tinha sentido atração por homens.

Encarar sua sombra pode ser devastador, e nem todo mundo sai vitorioso do embate. Uma amiga muito inteligente que era uma grande promessa intelectual quando mais nova me conta, num jantar, que agora sabe que lhe falta a atenção necessária para trabalhar com tenacidade. "Tenho 47 anos e nunca fiz nada do que me disseram que eu ia fazer antes dos 25", ela diz.

Mas encarar sua sombra também pode ser energizante. Numa palestra de um autor de quarenta anos, alguém no público pergunta por que decidiu escrever um livro de detetive. "Porque nunca vou escrever um romance de ideias", ele responde.

Uma amiga que trabalha com finanças vinha correndo atrás de homens bonitos e altos por décadas em vão. Aos quarenta, ainda solteira, ela adquiriu diversos frascos do esperma de um homem bonito e alto e usou-os para engravidar.

Jung acreditava que, uma vez que se reconhecia sua sombra e a iluminava, ela perdia parte do seu poder. Seu ego retrocedia e outra parte da sua personalidade podia emergir: o eu. Ao contrário do ego, o eu é imutável. É parte central e fixa de uma pessoa. Jung chama esse processo de individuação.

Nem todo mundo consegue se individuar, mas já vi acontecer, com bons resultados. O negócio de joias da minha amiga está bombando. A mãe lésbica se divorciou do marido e agora tem uma esposa. Minha amiga solteira é mãe de duas crianças superaltas.

Nenhuma dessas pessoas teve uma crise de seis anos, ao melhor estilo junguiano. Aconteceu que, por volta dos quarenta, elas se deram conta do espaço entre suas aspirações e quem realmente eram. Perguntaram-se coisas como "Isso é possível?", "No que sou realmente bom?" e "Do que de fato gosto?". Abandonaram a obrigação de fazer o que achavam que deveriam estar fazendo. Como resultado, mais do que tudo, pareciam aliviadas.

Não individuei, mas pelo menos comecei a admitir minhas falhas. Digo a uma nova amiga, no almoço, que talvez não tenha personalidade ou qualidades fixas, no fim das contas. Sinto que é algo que deve saber sobre mim antes que nossa amizade avance mais.

Preparo-me para a rejeição, mas ela discorda de mim.

"Você tem qualidades", ela diz docemente.

Por enquanto, isso basta.

Com meu novo status de autora local, sou convidada para um coquetel numa livraria parisiense. Ao chegar, me deparo com um cenário pouco comum: sem considerar os garçons, sou a mais jovem aqui. (A maior parte dos convidados é de aposentados que fizeram doações para a livraria.)

Tomo minha primeira taça de espumante enquanto ouço um discurso sobre o marquês de Lafayette. Estou perto do bar, segurando minha segunda taça, quando começo a conversar com um britânico bonito de uns setenta anos. Ele também é um autor local.

Sei exatamente de quem se trata. Li um dos seus livros na faculdade. Quando estava com quarenta, no auge da arrogância e do sucesso, desconfio que nem teria me notado.

Mas a idade e o fato de que estou alegrinha por causa do espumante me alertam para o fato de que ele é um setentão nota nove enquanto sou uma quarentona nota seis. Ele ri das minhas piadas e faz perguntas sobre meu trabalho. Sua atenção faz com que eu me sinta jovem e desejável, algo que me dou conta de que não experimento em anos.

Conto a ele que estou pesquisando os quarenta, mas que é uma fase difícil de definir. Em geral as pessoas ficam mudas quando digo isso, mas os olhos dele se iluminam como se tivesse acabado de receber Jung.

"Os quarenta são quando você se torna quem realmente é", ele diz. Então se inclina e acrescenta, num sussurro teatral: "E, se você não souber quem é nessa idade, nunca vai saber".

Ficamos no bar, sorrindo um para o outro, enquanto casais grisalhos passam, vestidos para a noite. No mesmo instante, me dou conta de que os quarenta são algo mais: a idade em que, para se sentir a bela do baile, você tem que flertar com idosos.

VOCÊ SABE QUE ESTÁ NOS QUARENTA QUANDO...

- Se tornou mais realista quanto às coisas de que gosta.

- Percebe que nunca será a pessoa que vê uma fruteira de maçãs e decide "improvisar" uma torta.

- Parou de fingir que é o tipo de pessoa que encontra outras para tomar drinques, preferindo sair para jantar.

- Decidiu que oito horas de sono contínuo sem medicação é um dos maiores prazeres da vida. Na verdade, pode até ser com medicação.

12. Como se vestir

Posso ter começado a acessar minha autoridade interior, mas logo tenho outro problema: não sei mais o que usar. Recuperei o peso que perdi com a quimioterapia, mas nem é essa a questão. É meu corpo que se reorganizou. Nada mais fica bem em mim. Vestidos justos formam rugas. Saias de tecido fino parecem esgarçadas. Meus braços, outrora um atrativo, parecem ter sido trocados pelos de uma tia velha.

Pela primeira vez na vida, uma escolha errada de roupa pode me envelhecer perigosamente. Certo tipo de blazer estampado sugere que estou numa equipe de canastra.

E não posso mais usar nada com ironia. As blusinhas com frases escritas e as sandálias que uma criança também poderia usar que exibi por anos agora parecem infantiloides considerando meu rosto quarentão. Itens básicos e inócuos, como um vestido preto simples, de repente parecem básicos *demais*. Qualquer coisa sem estrutura ou muito barata parece que foi descoberta na seção de liquidação. Na maior parte das manhãs, acabo seminua diante de uma pilha de roupas descartadas.

Não estou sozinha. Minhas amigas relatam que cada vez mais partes do seu corpo precisam ser cobertas. "Tenho pernas de velha", minha amiga Lucy sussurra no telefone do trabalho, quando combinamos de sair para comprar calças.

Os homens da minha idade também estão numa encruzilhada quando se trata de moda. "Todo dia escolho nove camisetas com uma estampa incrível, mas todas ficam apertadas demais na barriga", diz um quarentão da Filadélfia. (Ele anda correndo e continua torcendo para que um dia elas voltem a servir.)

Esses são problemas novos, e não temos muita certeza de como enfrentá-los. Ficamos velhos demais para nosso próprio guarda-roupa? Não somos novos demais para ter que nos vestir "para nossa idade"? E o que significaria se quiséssemos fazer isso? O que exatamente se espera que pessoas de quarenta anos usem?

Moro numa das capitais mundiais da moda. Então começo a procurar por dicas nas mulheres da minha idade por quem passo no caminho para o supermercado ou que noto quando vou levar ou buscar meus filhos na escola.

Não ajuda. As mulheres passam rápido demais para que eu identifique os princípios que definem suas roupas. E, mesmo quando fico horas frente a frente com alguém que tem um estilo próprio, não consigo imaginar como consegue expressar tanto *je ne sais quoi* com uma malha e um anel com pedra.

De qualquer maneira, não quero *copiar* essas mulheres. E, mesmo que quisesse, duvido que o mesmo visual funcionaria para mim.

Tampouco posso recorrer ao meu patrimônio familiar: as compras. Embora viva em Paris há anos, nunca entendi como comprar aqui. As lojas americanas em que cresci — incluindo a da minha mãe — eram um cruzamento entre uma casa de irmandade e o sofá de um terapeuta. Enquanto experimentava roupas, você dizia à vendedora tudo o que odiava em si mesma. Outros clientes se juntavam à conversa, e logo você sabia tudo sobre suas férias, sua dieta e seu divórcio. Todo mundo compreendia que não iria além daquilo.

Ainda é assim. Uma vendedora americana me diz que uma das suas clientes na menopausa uma vez fez uma fila de lubrificantes vaginais perto do caixa, do melhor para o pior, do ponto de vista dela.

"Que tamanho de calça você usa?", certa vez uma vendedora gritou para mim do outro lado da loja.

"Se eu for ao banheiro antes, acho que consigo entrar numa 38", grito de volta.

"É o que todas as minhas clientes dizem: 'Estou a um cocô do 38'", ela retruca.

Nenhuma discrição é exigida. Nas lojas americanas, as mulheres são camaradas numa batalha épica para parecer o.k. Quando eu era adolescente, uma mulher grisalha e com um pouco mais de peso entrou na loja da minha mãe. As mulheres lá dentro comentaram que ela tinha "desistido" — uma lembrança do que pode acontecer quando você se rende.

Não é assim que funciona em Paris. As vendedoras aqui são educadas mas distantes, murmuram tamanhos com discrição e usam o pronome de tratamento formal *vous*. As clientes não começam solilóquios neuróticos no provador. Quando devolvo uma saia depois de experimentar e digo à vendedora que preciso perder dois quilos para comprar, um silêncio frio se sucede. Parece que revelei algo íntimo demais.

Praticamente não existe solidariedade entre as clientes. Uma vez saí de um provador ao mesmo tempo que uma mulher que estava experimentando exatamente a mesma coisa. Olhamos para nós mesmas no espelho, parecendo gêmeas, mas ela nem fez contato visual. Nas lojas francesas, as mulheres estão cada uma na sua própria trincheira, lutando sozinhas.

Certa vez, li que há dois tipos de clientes: aqueles que veem algo de que gostam e compram e aqueles que precisam ver todas as opções possíveis antes de tomar uma decisão. As francesas parecem ser do primeiro tipo. Elas pegam uma única jaqueta ou calça, avaliam a si mesmas nelas em silêncio e então decidem comprar ou não.

Mas as compras não são restritas às mulheres na França. O marido pode ficar observando do sofá enquanto a esposa experimenta roupas, depois discute os méritos de um casaquinho com ela num tom de voz abafado. Opinar sobre uma blusa não faz dele menos homem. Enquanto isso, quando volto para casa depois de fazer compras, Simon dá uma olhada nas minhas aquisições por cerca de um segundo, murmura "legal" e volta ao seu livro.

Alguém me diz que os parisienses normalmente compram uma peça de destaque por estação — uma jaqueta ou um sapato que podem usar com o guarda-roupa preexistente. Resolvo fazer isso também, mas não consigo tomar uma decisão. As botas verdes de camurça? Os macacões que estão na moda? Talvez um casaco de pele vintage? Se eu de fato perder dois quilos, posso experimentar um visual masculino, como o de Diane Keaton em *Noivo neurótico, noiva nervosa*? Compro uma peça de destaque, depois outra. Logo meu guarda-roupa está cheio de tentativas fracassadas de encontrar minha *pièce de résistance.*

Sou uma cliente do segundo tipo, que precisa ver todas as opções. Comprar roupas parece uma exploração de todos os meus possíveis eus. Posso entrar numa loja procurando um jeans. Uma hora depois, estou no provador lotado de blusas, sapatos, vestidos e biquínis. Experimento qualquer coisa que me interessa, de calças de pernas largas a vestidos longos e saias de prega.

Vendedores franceses raramente veem alguém que compra assim, e ficam animados com a possibilidade de uma grande venda. Mas, depois de 45 minutos no provador, submersa em roupas e numa aversão a mim mesma não expressa, ou vou embora correndo sem comprar nada ou me sinto tão culpada que pego uma peça qualquer da pilha e levo.

No dia seguinte, arrependida, quase sempre a devolvo. Nos Estados Unidos, ninguém fica surpreso quando você volta a uma loja só porque mudou de ideia.

Na França, no entanto, as devoluções são teoricamente permitidas, mas ativamente desencorajadas. Quando tento devolver uma echarpe que nunca usei numa loja de departamentos, o vendedor a cheira de ponta a ponta num gesto dramático, então exige saber qual é o problema. Por fim descubro uma resposta — que costuma ser mentira — que silencia os vendedores franceses de imediato: meu marido não gostou.

O resultado de todo o processo de compra e devolução são muitas horas desperdiçadas e pouca coisa para mostrar. Ainda não consigo decidir o que vestir pela manhã.

Então eu conheço Bryn Taylor, de Nova Jersey, que viaja por todos os Estados Unidos ensinando homens e mulheres a se vestir. Ela veio a Paris para dar uma conferida na moda francesa, e marcamos de tomar um café.

Eu esperava uma estilista baixinha e reclamona usando óculos escuros gigantescos. Mas Taylor é resoluta, despretensiosa e alta. (Tanto o pai quanto o tio foram jogadores profissionais de basquete.) Ela usa cabelo preto curtinho e um blazer azul simples. Diz que costuma vestir seus clientes — muitos dos quais estão na faixa dos quarenta — com marcas de preço mediano. "Sou de Nova Jersey. Crescemos em shoppings. Não sou uma pessoa do luxo", ela explica.

Taylor diz que suas clientes com frequência começam insistindo que querem um visual "único". "Essa é uma palavra que ouço mais do que se imagina", ela afirma. Mas em geral essas mulheres não conseguem explicar o que querem dizer com o termo, e enviam à profissional imagens de roupas que têm pouco a ver umas com as outras. "Recebo uma espécie de colagem do que se passa na mente delas. Grande parte é desconexa e distante da realidade. As clientes não sabem bem o que estão pedindo".

O armário dessas mulheres parece muito com o meu. É o resultado de diversas tentativas de parecer única. Uma mulher pode ter vinte calças pretas e considerar todas elas "erradas".

E, como eu, as clientes de Taylor "dizem que se sentem completamente perdidas e confusas quando vão às compras. Sentem que é demais para elas", Taylor explica. Elas não têm mais certeza do que é apropriado para sua idade e com frequência têm problemas de identidade corporal. "Barriga, braços e bunda são os três principais", Taylor diz. "Eu diria que a maior parte das clientes não gosta de mostrar o braço depois dos quarenta."

As clientes têm tamanha consciência do que não gostam em si mesmas que não conseguem afirmar com certeza do que *de fato* gostam. "É quase como se vivessem num corpo que não entendem ou reconhecem", ela afirma.

É um problema cultural. Nos Estados Unidos e na Inglaterra, há uma "ansiedade inerente à moda", escreve o antropólogo Daniel Miller, que estuda roupas e consumo. Na nossa versão do feminismo, as mulheres esperam "fazer suas próprias escolhas e não ser guiadas pelas pressões externas". Na moda, como em outros campos, não queremos ficar presas às nossas origens, ao nosso momento de vida ou mesmo ao nosso corpo. É por isso que não quero comprar o que está no manequim e que as clientes de Bryn Taylor insistem num visual "único". Em algum lugar no fundo das mentes americanas (e inglesas), acreditamos que é preciso criar um estilo do nada.

É uma expectativa alta para mulheres comuns que não se formaram em moda. A maior parte de nós sente dificuldade de descrever as roupas que gostaria de ter. Criamos uma neblina à nossa volta que nos impede de ver como realmente parecemos em termos corporais. Num estudo, mais de 90% das universitárias consultadas afirmou estar envolvida com frequência em "conversas circulares em que uma pessoa nega que a outra seja gorda dizendo que ela é quem está, embora ambas tenham um peso saudável".

E, ao contrário da França, no mundo anglófono há uma ideia de que comprar roupas é um prazer trivial, vergonhoso, infantil. Não se espera que alguém o leve a sério demais. Já ouvi uma vendedora americana lembrar a uma consumidora americana que não conseguia se decidir: "É só um vestido".

Estamos numa jornada para nos encontrar nas roupas e ser únicas. Mas também temos vergonha do nosso corpo e suspeitamos que se importar o mínimo que for com as próprias roupas deva ser um segredo ligeiramente infame. Não é à toa que compramos vinte calças erradas.

A solução de Bryn Taylor para a questão do estilo "único" é ignorá-la. Em vez disso, ela foca no orçamento e no tipo físico da cliente. Quando descobre um blazer particularmente bem cortado, veste diversas mulheres com ele. Se um blazer azul cai bem em alguém, ela pode pegar um branco e um de couro também. (Começo a concluir que blazers são um ponto comum a mulheres de quarenta e poucos anos.) Do mesmo modo, se uma cliente se sente ótima em vestidos acinturados, Taylor vai procurar por outros com diferentes detalhes.

Um visual único é o resultado desse processo, simplesmente por causa da estatura da mulher, das cores que escolhe e dos acessórios utilizados. De qualquer maneira, uma vez que a cliente está usando roupas que lhe caem bem, "a ideia de 'único' perde o sentido", afirma Taylor. "Elas citam 'único' mesmo sem saber bem o que significa. Na verdade, acho que só querem ficar bonitas."

Percebo que, com sua objetividade típica de Nova Jersey, Taylor chegou a uma abordagem que é muito parecida com a parisiense. Há muitas mulheres francesas que cometem erros quanto ao que comprar e que querem esconder os antebraços. Mas certas mensagens culturais no país tornam o processo todo menos traumático.

Para começar, nunca ouvi uma francesa dizer que seu objetivo é ter um visual "único". Quase sempre, as mulheres falam que desejam parecer "elegantes" ou "chiques".

Isso em parte porque as feministas francesas lutam por direitos iguais, mas mantêm toda a questão da elegância e da sedução intactos. Vi na tv um entrevistador perguntar a Simone Veil, que ajudou a legalizar o aborto no país, se ela podia soltar o coque chignon que sempre usava para que o público pudesse ver seu cabelo.

"Claro", Veil respondeu com um sorriso coquete, então começou a tirar os grampos.

Não parece haver nada de superficial ou desrespeitoso em falar a sério sobre a aparência aqui. "Para mim, a perda de interesse em se vestir bem e usar maquiagem é uma forma de depressão", explica Inès de la Fressange, uma modelo conhecida de sessenta anos que é a personificação do modo de pensar convencional das parisienses endinheiradas.

Christine Lagarde, que dirige o Fundo Monetário Internacional, não se importa em discutir suas influências no campo da moda. No começo da carreira, ela disse a um entrevistador que aprendeu a se vestir bem com uma chefe belga que era "muito firme e elegante" e "que sempre dava muita atenção à própria aparência".

Lagarde diz que também aprendeu com os americanos. "Quando fui para os Estados Unidos e vi que muitas das mulheres que trabalhavam fora nos anos 1980 e 1990 se vestiam como homens, isso me influenciou também — no sentido de não copiá-las."

Almejar elegância em vez de estilo único tira parte da pressão. Há fórmulas estabelecidas para parecer elegante e chique, do mesmo modo que há receitas para fazer bolo de chocolate. A menos que seja um profissional da moda de verdade, por que tentar inventar uma nova receita para a elegância? Você provavelmente vai acabar tendo um colapso nervoso num provador.

Nem sempre as parisienses acertam, claro. E elas acham que é normal passar por um período de experimentação aos vinte ou trinta. Mas dizem que, aos poucos, cada uma "encontra seu estilo".

Você faz isso, em parte, conhecendo o próprio corpo. Esqueça todo aquele papo sobre ser gorda. Principalmente depois dos trinta e quarenta, as francesas são encorajadas a avaliar de forma fria e pragmática seus pontos fracos e fortes. Ninguém acredita que pode usar qualquer tipo de calça.

"Tenho sorte, porque meus pais eram altos e magros, e minha própria silhueta não mudou", Lagarde disse numa entrevista. (Aos vinte anos, ela era da equipe nacional de nado sincronizado.)

Carine Roitfeld, ex-editora da *Vogue* francesa que está na faixa dos sessenta, faz uma autocrítica similar. "Não tenho muito peito, mas minhas pernas e meus tornozelos são bons, então uso saias", ela explica. "Minha boca não é bonita, então maquio os olhos e não uso batom."

Fica mais fácil ser uma cliente focada quando, como Roitfeld, você exclui toda uma categoria de roupas. "Tenho muitos casacões que não são para mim. Pareceria perdida neles", ela diz. "No fim, meu estilo se resume a uma saia que valorize minha cintura fina, meia calça com risca atrás, saltos altos e malhas."

Encontrar seu estilo não envolve fazer uma planilha com seus pontos fracos e fortes. Agathe Buchotte, dona de uma loja de Paris chamada AB33, diz que é tudo uma questão de "dominar sua própria imagem". Isso significa não apenas conhecer sua própria silhueta, mas também suas qualidades e o que os outros veem quando olham para você. Independente de sua aparência, conheça-a e aproprie-se dela.

Isso explica por que algumas mulheres conseguem tanto com tão pouco. Elas compreendem a si mesmas, o que lhes permite fazer escolhas seguras e específicas. Isso se torna ainda mais crítico aos quarenta. Se não tem certeza de onde seu corpo começa e termina, se não sabe o que os outros veem em você e está testando todas as possíveis versões de si mesma, isso transparece. Uma mulher de quarenta e tantos que não conhece sua própria silhueta terá dificuldade em se vestir pela manhã.

Buchotte não acha que é fácil acertar. Já passei muitas vezes pela vitrine de sua loja e admirei os visuais que personificam seu estilo "chique acidental", mas ela diz que passa horas decidindo como vestir os manequins — o que é mais um motivo para confiar nos padrões preestabelecidos por especialistas. O objetivo dela é montar combinações que pareçam ter se formado naturalmente. Há uma harmonia geral, sem que o planejamento fique visível.

As francesas não acham que a estética é importante por si só. Elas pensam que há uma relação simbiótica entre suas roupas e seu bem-estar. Quando você se conhece e fica confortável na sua própria pele, é mais fácil escolher as roupas certas. Assim que se apropria de um estilo que lhe cai bem, você se sente melhor.

Isso explica por que clássicos como o tubinho preto começam a parecer básicos *demais* aos quarenta. Falta a eles personalidade e definição, o que sugere que se trata de qualidades que também nos faltam. Agora que temos mais manchas de pele, também podemos nos perder em vestidinhos floridos ou ser achatadas por uma estampa.

As soluções variam, mas roupas estruturadas e modernas, com linhas claras e detalhes inesperados, são uma escolha segura. Elas não devem ser genéricas ou exageradas. Alguns acessórios bem escolhidos fazem toda a diferença: o colarinho de uma camisa estampada aparecendo sobre uma malha de qualidade; um blazer largo de cetim que se pode usar com tudo. (Sim, entrei para o culto aos blazers.) Se os quarenta têm uma cor, é o azul-marinho.

As linhas gerais para os homens são as mesmas. "Eu costumava querer que as roupas dissessem algo sobre mim.

Agora só quero comprar peças de qualidade que me caiam bem", me diz um morador da Filadélfia. Ele descreve impressionado um "blazer de malha de preço absurdo" que nem teria notado há cinco anos, sendo tão discreto e de cor sólida. Mas que fica perfeito nele. "Não tem nada de mais nele, mas agora é uma das peças que mais gosto de usar", afirma.

Clientes e vendedores franceses focam na *silhouette* em termos do conjunto. Há fórmulas para isso também. Se for comprar uma malha mais folgada, combine com calça justa. Calças largas costumam exigir uma blusa mais acinturada. Uma saia evasê fica melhor com salto baixo. Assim que acertar a forma geral, cada elemento perde sua importância individual. É possível comprar versões mais baratas das peças de cima e de baixo, desde que se cuide da silhueta.

É claro que toda essa elegância pode ser opressora. Em Paris, nunca é possível ir ao supermercado de calça de moletom. Em grande parte, os parisienses estão sempre bem-vestidos porque o contrário seria humilhante. Aqui, roupas não são apenas uma forma de se expressar: também são uma espécie de armadura, criando uma fachada chique e impenetrável para que ninguém zombe de você. Mesmo dentro de casa, no âmbito familiar, as regras sociais exigem que você se vista com decoro.

Mas seguir as regras francesas acaba valendo a pena em termos existenciais: quem conhece bem seu próprio corpo, está mais perto de conhecer a si mesmo. "Quem sou certamente é parte de como pareço, e vice-versa", escreveu Ursula K. Le Guin, escritora americana (que estudou literatura francesa e foi casada com um francês) que morreu aos 86 anos.

"Quero saber onde começo e termino, que tamanho tenho, o que fica bem em mim", ela escreveu. "Não *estou* neste corpo; *sou* este corpo. Com ou sem cintura."

Os especialistas dizem que, uma vez que você descobre seu estilo pessoal, não deve se afastar muito dele. Ele vai evoluir com o tempo (o que envelhece você é *não* mudar seu estilo, defende Inès de la Fressange); no entanto, diz Buchotte, "sempre deve lembrar você. É preciso se manter próximo de si mesmo".

Livre da minha necessidade de criar uma persona fashion do zero, entro na minha loja preferida e fico à mercê da vendedora. Estou tão desesperada que nem ligo se me abrir demais. (Embora convenientemente tenha minha crise na época de liquidação.)

"Preciso de ajuda", digo. Explico que estou cercada por brigadas de mulheres que se vestem bem, mas não tenho ideia do que usar.

Ela olha nos meus olhos para verificar se estou falando sério. Então é muito precisa ao dizer o que tem de errado com meu visual. Minhas sandálias são "juvenis". Minha bolsinha de lantejoulas é *moche* — um jeito bastante duro de dizer "feia".

A vendedora dá uma volta pela loja pegando peças dos cabides: jeans preto skinny de perna curta, uma regata estampada azul, um blazer marinho com mangas três quartos. Eu nunca notaria tais peças. Não chamam muita atenção.

Mas, quando saio do provador e calço os sapatos de salto anabela que ela me entrega, vejo outra pessoa no espelho: um membro do exército do estilo parisiense.

O caimento do jeans é perfeito, com a quantidade certa de elastano para valorizar meu corpo. A blusa estampada impede o conjunto de ser básico demais. O blazer abranda a composição, enquanto as mangas três quartos lhe conferem certo vigor e menos sobriedade. As cores ficam bem juntas, sem ser uma combinação óbvia. Os sapatos me tornam mais atraente, mas eu ainda poderia andar uma distância razoável neles. Pela primeira vez na minha meia-idade, há uma harmonia no figurino.

De repente, me dou conta de que gastei centenas de dólares e inúmeras tardes de sábado tentando descobrir o que qualquer parisiense poderia ter me dito na hora: nunca vou parecer Diane Keaton. Sou uma mulher de estrutura pequena, quadris largos, cintura alta que fica bem de jeans skinny, blazer e salto baixo. Depois posso prender o cabelo num rabo de cavalo e pôr pulseiras.

Tenho outra epifania em seguida: meus tornozelos são bonitos. Antes de entrar nos quarenta, nunca tinha pensado que eles podiam ser usados a meu favor. Agora eles e minhas panturrilhas são as únicas partes do meu corpo que ficam bem de qualquer ângulo. Portanto, posso planejar produções inteiras para dar a eles maior visibilidade.

Meu novo visual não é único. Logo noto que algumas mulheres que encontro usam uma versão do mesmo conjunto. Temos o mesmo tipo corporal, então funciona nelas também. Mas, como somos pessoas diferentes e escolhemos cores, tecidos, sapatos e penteados diferentes, o uniforme também fica diferente em cada uma de nós. Somos no máximo primas em termos de estilo.

Não estou certa de ter dominado minha própria imagem, mas pelo menos encontrei meu estilo. E uso variações dele desde então. Quando me afasto, é por minha conta e risco. Tendo desistido de parecer única, finalmente pareço eu mesma.

REGRAS PARA SE VESTIR AOS QUARENTA...

- Quando se compram três peças juntas, uma delas é um erro.

- Aquela saia plissada longa pode ficar bem no cabide, mas nunca nos seus quadris.

- Se gostar da roupa no manequim, compre exatamente igual. Não tente recriar o mesmo visual sozinha.

- Qualquer coisa que incomode você no provador vai continuar incomodando fora dele. Se um sapato machuca um pouquinho na loja, a dor será excruciante na rua.

- De vez em quando, gastar uma loucura pode valer a pena, se a peça lhe trouxer bem-estar e confiança *sempre que a usar*.

- Compense no resto. Compre menos peças de melhor qualidade. Homens: invistam num par de sapatos que combine com tudo. Mulheres: sapatos e bolsas não precisam ser das marcas mais caras. "O acúmulo de etiquetas de luxo pode ser mortal aos 45", diz Inès de la Fressange.

13. Como envelhecer com dignidade

Agora me visto como quem sou, mas tenho outro problema: já não pareço a mesma pessoa. Aquelas duas linhas verticais entre as sobrancelhas não desaparecem mais depois que lavo o rosto pela manhã. Quando caminho por Paris, sinto como se tivesse desenvolvido um problema de pele. Desconhecidos parecem encarar não a mim, mas *minha idade*.

Parece que a sensação não é incomum. Uma socióloga canadense escreve que algumas mulheres mais velhas sentem uma desconexão entre sua aparência e quem realmente são. Ela cita uma senhora de 71 anos que imagina que, quando a veem, os vizinhos pensam numa velha que sai para andar com cachorro, enquanto "continuo eu mesma por dentro, mas meu exterior é como uma concha".

Não me sinto dentro de uma concha. Me sinto como eu mesma com rugas de expressão permanentes na testa. E já posso sentir a desconexão entre corpo e mente começando. Desconfio que comece aos quarenta e então se aprofunde. Explicaria por que os garçons me chamam de "madame". O tratamento implica que minha aparência está se distanciando da minha essência.

Ninguém quer ter uma essência mais velha. Conheço americanos de sessenta anos que ainda fazem careta quando alguém diz que estão na meia-idade. Em determinado momento, você é praticamente obrigado a se sentir mais jovem do que é. Sentir que tem a idade que de fato tem seria admitir que está cansado, desanimado e não sabe usar aparelhos eletrônicos.

É enervante sentir essa desconexão. Não é uma crise de meia-idade, mas uma dor constante. Não me incomodo de parecer mais velha de vez em quando. Mas pareço uma mulher de quarenta e poucos o tempo todo, aonde quer que vá. Não é um disfarce que posso tirar de tempos em tempos. Quando passo por mulheres que parecem regular comigo, lanço um olhar de solidariedade e me pergunto como estão lidando com a situação.

Depois de alguns meses me sentindo assim sempre que saio de casa, tenho uma epifania que explica por que aqueles desconhecidos ficam me olhando. Não é porque pareço velha. É porque pareço assustada.

Espera-se que as mulheres morram de medo de envelhecer. E se espera que esse medo comece quando somos ainda novas.

Lembro-me de me sentir orgulhosa, no sétimo ano, por parecer que ainda estava no sexto. Eu fazia exercícios quando era adolescente para que "o músculo do tchau" não ficasse mole (mas ficou mesmo assim).

Aos vinte ou trinta, a mensagem cultural era clara: eu estava no auge e nunca mais seria tão bonita. Espera-se que as mulheres sintam saudade de uma breve fase na juventude *enquanto ainda estão nela*. Um estudo publicado mostrou que as mulheres, dos 25 aos 35 anos, estavam mais preocupadas em parecer menos atraentes com a idade do que as de qualquer outra idade.

Finalmente, entrar nos quarenta é como a cena do filme de terror em que a mocinha se dá conta de que o monstro está *dentro de casa*. A flacidez e as rugas que há décadas tememos e tentamos manter à distância nos pegaram mesmo assim.

As mulheres que conheço — e alguns homens — descrevem o que está acontecendo com seu corpo como se revivessem cenas de *O exorcista*. As mudanças parecem exigir efeitos especiais.

"Minha bunda e minha barriga trocaram de lugar", uma mulher me diz.

"Minha pele ficou fina como papel", outra afirma.

"Tenho queixo *triplo*, não duplo!! Pare com essa insanidade!!!", uma amiga de quarenta anos me escreve, quando em toda a minha inocência envio uma foto de nós duas sorrindo. (É claro que só verifiquei se eu mesma tinha saído bonita.)

Ouvir gente mais velha falando a respeito é ainda mais assustador.

"A fase do quarenta aos cinquenta é ótima, aproveite", uma mulher de cinquenta anos me diz. "Depois seu rosto se desfaz." (Imagino imediatamente a cena do rosto derretendo em *Os caçadores da arca perdida*.)

As mulheres parecem lidar com o envelhecimento de duas maneiras. A primeira é observando enquanto acontece. (Essas pessoas não têm nenhum problema com filmes de terror.) Quando menciono o tema do envelhecimento a uma amiga de 44, no mesmo instante ela cataloga todas as alterações no seu rosto: a papada incipiente, as olheiras, o pescoço enrugado ("e eu sempre odiei quem tinha aquele negócio esquisito no pescoço", ela acrescenta), uma linha permanente entre as sobrancelhas. Ela se culpa pelo último item, dizendo: "Acho que comecei a franzir a testa quando era adolescente para parecer mais inteligente".

Lido com meu envelhecimento do mesmo jeito que com filmes de terror: desvio os olhos. Não tenho como ignorar as linhas de expressão na testa porque aparece em todas as fotos que tiram de mim. (Os smartphones são o maior inimigo da idade.) Mas tento não olhar no espelho de óculos — um benefício da decadência visual é que ela também funciona como um Photoshop instantâneo. Sempre zombei de atrizes que faziam uma espécie de "oh" surpreso ao tirar fotos para que suas feições saíssem retesadas. Agora assumo essa expressão instintivamente sempre que me olho. Minha filha a chama de "cara de espelho".

Nem todo mundo parece se preocupar com o fato de parecer mais velho. Na minha pesquisa, descobri que as lésbicas e negras americanas ficam menos incomodadas que as héteros e brancas com a ideia de parecer menos atraentes. Quando esbarro numa alemã que não vejo há anos, constato que se transformou numa matrona confortável com suas linhas de expressão e com o cabelo comprido com metade dos fios loiros e metade brancos. Um advogado que conheço de repente parece muito conformado com o fato de ter virado o próprio pai: aos 41, ele anuncia que não vai mais usar camisetas.

Mas a maior parte das pessoas que conheço perde o chão, e é ainda pior para as mais bonitas. Um amigo gay muito atraente me diz que costumava reconhecer na hora outro homossexual porque sempre flertavam com ele. Mas o envelhecimento mudou isso.

Uma mulher muito bonita de quarenta e poucos anos me conta que conseguia ser transferida para a classe executiva só flertando com o funcionário da companhia aérea no check-in. Ela nem precisava planejar férias; os homens a chamavam para velejar ou coisa do tipo. Nos últimos anos, no entanto, os upgrades e os convites deixaram de vir. Ela ainda flerta com o funcionário da companhia aérea, mas não consegue nada em troca. Percebo que anda por aí sentindo que lhe falta um membro.

E o que uma pessoa de quarenta e poucos anos pode fazer? Uma abordagem é semear confusão quando se trata da sua idade. Um texano me contou a tática da sua avó: ela dizia que era sete anos *mais velha*.
    Eu: Então se eu disser que já estou nos cinquenta...
    Ele: As pessoas vão te achar incrível.
    Eu: E se eu disser que tenho trinta?
    Ele: Ninguém vai acreditar.
    E sempre há a estratégia com que cresci, claro: lutar contra todos os sinais de envelhecimento com intervenções médicas frequentes desde cedo. Em Miami e outros lugares, mulheres de classe média são praticamente obrigadas a fazer lifting, seguido de injeções regulares de botox e outros preenchimentos, ou correm o risco de parecer estranhamente naturais. Conheço uma mulher maravilhosa de cinquenta anos que é considerada excêntrica por nunca ter feito nada do tipo.
    Em outros lugares, mesmo as feministas mais aguerridas que conheço admitem que já tomaram pelo menos algumas injeções. Com moderação, elas costumam ter um efeito bem bom.

Digo a Simon que estou pensando em aplicar botox para aliviar as marcas de expressão na testa.

"Não faça isso", ele diz. Eu não fazia ideia de que ele tinha opinião quando se tratava de tratamentos de pele. Mas meu marido diz que vem observando mulheres mais velhas e acha que o truque é se manter magra e envelhecer naturalmente, mas com elegância.

Penso que deve ser o que outra amiga minha quer dizer quando menciona que está seguindo a filosofia do "envelhecer com dignidade". Ela explica que a expressão está relacionada a "aceitar as mudanças naturais do corpo". Quando peço mais detalhes a respeito, minha amiga confessa que não tem muita certeza do que mais envolve, mas se sentiu inspirada pelo nome. Então me conta sobre sua lipoaspiração.

Também quero envelhecer com dignidade. E suspeito que isso não significa evitar espelhos, mapear a evolução das olheiras ou acreditar que "madame" não é para mim.

E não quero passar o resto da vida me matando para parecer ter trinta de novo. É antifeminista e fútil. Pode até fazer mal à saúde. Um estudo americano descobriu que jovens que tinham "estereótipos negativos ligados ao envelhecimento" eram mais suscetíveis a ter problemas do coração nos quarenta anos seguintes. Desconfio que sentir que seu corpo é só uma concha torna ainda mais difícil sair de casa e se exercitar, ou controlar o consumo compulsivo de bolacha.

Mas qual é a alternativa? Há uma maneira diferente, mais saudável, de pensar sobre as marcas na minha testa?

Talvez. Se há um segredo, é a mente, e se relaciona ao segredo para se vestir bem. Você tem que construir uma ponte entre a concha e seu verdadeiro eu. Em outras palavras, precisa se apropriar da sua idade e ter orgulho dela.

Provavelmente idealizo um pouco os franceses. Mas notei que as mulheres aqui usam uma abordagem um pouco diferente da minha, que sou americana. Como Hélène, a sexagenária atraente, muitos me dizem que só desejam ficar *bien dans son âge* — ou seja, ficar confortáveis na sua própria idade.

Percebo que as mulheres que conheço que dão a impressão de estar mesmo envelhecendo com dignidade parecem ter sua idade cronológica. Elas não aparentam ser magicamente mais novas. ("Tentar parecer mais nova é o jeito mais fácil de parecer mais velha", diz Inès de la Fressange.)

Mas essas mulheres compartilham certas qualidades. Todas parecem imersas na própria vida e confortáveis com o próprio corpo. Não dão a impressão de estar assustadas, desconectadas ou como se assistissem a um filme de terror estrelado por elas. É claro que gostariam de ter a barriguinha dos 25 anos de volta. E não ficam muito felizes com suas linhas de expressão. Mas não experimentam um luto permanente por uma versão anterior delas mesmas. Vivem seu corpo e sua idade plenamente e desfrutam de ambos (usando bastante da sua energia na manutenção). Estar *bien dans son âge* é viver a melhor versão da idade em que você estiver. Conheço mulheres que não são muito atraentes e parecem radiantes só de agir assim.

Da mesma forma que se vestir bem aos quarenta envolve fazer escolhas que refletem quem você é, e não usar apenas peças básicas e genéricas, envelhecer bem exige destacar suas particularidades e desfrutar disso, em vez de tentar se adequar a formas preestabelecidas.

Parte do apelo de mulheres jovens de pele macia é que ainda não foram marcadas por uma história que todos podem ver. Na teoria, é possível projetar o que se quiser nelas. Conforme envelhecem, as mulheres parecem ter um passado. Os franceses tratam essa história não como uma bagagem indesejada, mas como parte do caráter único da mulher e do que a torna fascinante. Seria estranho chegar aos quarenta, ou mais, sem isso.

Algumas francesas fazem lifting e procedimentos dos mais variados. Mas os resultados tendem a ser modestos. "Estou tentando rejuvenescer cinco anos", uma parisiense me disse. Enquanto as americanas "estão tentando rejuvenescer vinte".

"Beleza é ver a humanidade de alguém", explica Elsa Weiser, fundadora do instituto de beleza que leva seu nome no refinado sexto *arrondissement*. Ela alerta para o fato de que suavizar demais nossas feições elimina a individualidade. Sobretudo depois de certa idade, "não queremos parecer recém-saídas da caixa. Não fomos congeladas, estamos vivas".

Tenho uma revelação pessoal quando, num jantar, me apresentam a uma americana muito parecida comigo, só mais alta e — logo descubro — criada na Igreja de Jesus Cristo dos Santos dos Últimos Dias. Ela é basicamente meu duplo mórmon. Olhamos uma para a outra por um momento, absorvendo as similaridades.

A mulher não é maravilhosa, perfeita ou particularmente magra. Mas a combinação de suas características é atraente. Posso imaginar alguém que se preocupe com ela mais do que com qualquer outra coisa no mundo, apesar da existência de milhões de outras pessoas mais bonitas de um ponto de vista objetivo.

Fico embasbacada com isso. Pela primeira vez, posso ver por que alguém pode me querer simples e especificamente por quem eu sou.

"Agora entendo por que alguém ia querer dormir comigo!", digo a ela.

Mesmo na França, ficar confortável com a própria idade não acontece de maneira automática. É um ato deliberado e adulto. Exige acreditar que seu corpo, sua mente e o conjunto de suas características — incluindo idade — têm seu lugar de direito no mundo. Significa acreditar que a pessoa no espelho é você.

VOCÊ SABE QUE É UMA *MULHER* DE QUARENTA E POUCOS ANOS QUANDO...

- Amigas que se recusam a tingir o cabelo ou depilar as axilas por motivos políticos já não parecem charmosas em sua rebeldia, só descuidadas.

- As pessoas na rua só notam você quando está totalmente produzida. Mas começaram a elogiar sua filha.

- Foi a uma festa à beira da piscina em que quase nenhuma mulher estava de maiô ou biquíni, e as poucas que estavam não podiam sentar.

- Vê o custo oculto das coisas. Percebe que, por trás de cada infância glamourosa e itinerante, há uma mãe que cuidava da matrícula escolar e de fazer as malas.

- Não tem mais paciência para a "síndrome do impostor".

14. Como aprender as regras

Desde pequena, venho colecionando regras da vida. Trata-se de verdades compactas sobre como o mundo funciona. Ouvi a primeira quando tinha nove ou dez anos e estava voltando para casa no banco de trás do carro da vizinha. Eu tinha acabado de dizer à sra. Gross que podia entrar na nossa rua, já que a preferência era dela.

A mulher nem se alterou. Só olhou para mim pelo retrovisor e disse: "Você pode ter a preferência e ainda assim morrer".

A sra. Gross disse aquilo com tanta seriedade e convicção que eu soube que seria tola de não ouvi-la. Então percebi que cada adulto provavelmente tinha algumas verdades dentro de si, tiradas de sua própria experiência. Fiquei desesperada para compreender o mundo e a melhor maneira de navegá-lo. Se conseguisse reunir lições-chave de um monte de gente, poderia estar preparada para quase qualquer situação. As regras não me tornariam mais sábia, mas me conduziriam na direção da sabedoria. Ou pelo menos eu faria algumas coisas do jeito certo.

Logo notei que raras vezes as pessoas dizem coisas profundas quando se espera que o façam. A cada sábado, diante de toda a congregação, o rabino sussurrava um segredo no ouvido das crianças que faziam bar mitsvá naquela semana. Sempre pensei que fornecesse conselhos úteis para a entrada na vida adulta. Queria saber do que se tratava. Mas, quando chegou minha vez, ele sussurrou algo como "É um dia muito importante", então o órgão começou a tocar.

Na verdade, regras tendiam a ser proferidas quando eu menos esperava. Às vezes, alguém só gritava uma delas. Conforme fui ficando mais velha, minha atenção passou a ser atraída quando alguém mencionava que "um homem vai te dizer o que ele quer no primeiro encontro" ou "qualquer mulher muito magra investe muito tempo nisso". Pareciam fatos que qualquer adulto tinha no seu arsenal.

Eu desconfiava de clichês. Gostava de verdades que pareciam evidentes, mas eram tão tênues e específicas que quase ninguém as notava. "Manter o bumbum limpo é o segredo da boa saúde", um namorado me disse uma vez ao sair do banheiro. "Não se divorcie", uma colega sugeriu, depois de uma interação ácida com o ex-marido.

Dicas de como socializar eram utilizadas na hora. Ouvi um comediante dizer que, quando se está preso numa conversa entediante com alguém, "faça perguntas cuja resposta é um número". Uma executiva me disse que proíbe três assuntos quando convida amigos para jantar: filhos, trabalho e imóveis. (Gosto de regras com três itens.)

Também coleciono regras que não têm utilidade óbvia. Elas fazem com que eu me sinta preparada para o futuro incerto, e são meu equivalente a um porão abastecido de água e munição. Fiquei muito animada quando um produtor explicou no rádio que filmes de baixo orçamento não têm muitos papéis com falas, já que é preciso pagar mais aos atores quando eles falam. (Ele disse que é por isso que garçonetes em cenas em restaurantes baratos geralmente só ficam paradas com um bloquinho na mão.)

Eu fazia um teste decisivo para verificar se uma regra merecia entrar no meu panteão pessoal: passaria como as últimas palavras de alguém? Eu conseguia imaginar alguém no leito de morte, cercado pelos seus entes queridos, dizendo: "Você sabe que é fluente numa língua quando consegue explicar nela como amarrar sapatos?". (Podia.)

Também considerava bom sinal quando alguém repetia uma regra que tinha ouvido de outra pessoa. Uma mulher cujo namorado havia dormido com uma amiga dela me disse que sua terapeuta tinha uma boa explicação para aquilo: "As pessoas dormem com pessoas que conhecem". (Imediatamente achei que aquelas seriam excelentes últimas palavras.) Alguém me repetiu uma regra de um amigo que desconfio que seja a fórmula para o casamento moderno: uma mulher deve transar com o marido a cada sete ou dez dias, ou ele fica maluco.

Gosto em particular de regras que contenham números, talvez porque pareçam mais específicas. "Fofo é dois terços", um amigo comentou uma vez, querendo dizer que algo é fofo quando tem só dois terços do tamanho normal. (Essa foi sua explicação para seu breve casamento com uma mulher adorável e baixinha.)

Quando comecei a viajar para fora do país, também comecei a colecionar expressões estrangeiras. Elas têm a vantagem de ser batidas no seu lugar de origem, mas parecerem algo completamente novo para mim. Como aluna de intercâmbio no Japão, aprendi que "até macacos caem de árvores". (Desde então, tive inúmeras oportunidades de dizer isso em contextos não japoneses, embora às vezes me olhem de um jeito estranho.)

Gosto do poder explicativo da frase italiana "Comer abre o apetite" e da expressão francesa popularizada no mundo "Só os amigos podem nos decepcionar". Quando algo chega atrasado, os alemães dizem que é "como mostarda depois da refeição".

Nem sempre consigo distinguir uma expressão estrangeira estabelecida de algo que um local diz por acaso. "É melhor o lugar errado com as pessoas certas do que o lugar certo com as pessoas erradas", uma parisiense me diz uma vez. Depois descobri que é algo que o marido dela resmungou certo dia no ônibus.

Fui me dando conta gradualmente de que eu estava reunindo tais *bon mots* não para aprender sobre a vida, mas para disfarçar minha ignorância. Mas eu não sabia disso quando, nos meus vinte anos, comecei a repetir frases que um agente de talentos de Hollywood poderia dizer com o cigarro pós-almoço, do tipo "Vista-se em inglês, pense em iídiche" (atribuída a Lew Wasserman), ou "Mostre-me uma linda mulher e vou lhe mostrar um homem que está cansado de comê-la".

Meu desejo por regras de vida me tornou suscetível a superstições. Uma vez me disseram que, se um pedaço de bolo cai enquanto está sendo servido, a pessoa que ia comê-lo não vai se casar nos próximos seis anos. Portanto, me atenho a sobremesas como brownie, com centro de gravidade baixo. Anos depois, me dou conta de que devia estar querendo me dizer que, se quisesse encontrar um marido, devia comer menos bolo.

Também sou suscetível à religião. O que é uma prática religiosa se não uma coleção de pequenas regras para o dia a dia? Quando investiguei o judaísmo com mais profundidade, aos vinte anos, logo me dei conta de que se tratava do berço de ouro das regras da vida. Judeus praticantes não seguem apenas centenas de mandamentos do Velho Testamento: eles também estudam séculos de comentários de rabinos sobre como aplicá-los nas mais variadas situações:

> E se um homem escorregar do telhado e acidentalmente cair sobre — e transar com — outra pessoa que não sua mulher?
> E se você tirar todos os pães da sua casa para o Pessach, mas, momentos antes que o feriado comece, um pedaço entra voando pela janela da cozinha e aterrissa sobre a tigela de sopa? Você ainda pode tomá-la?

Descubro que há uma prece a ser dita antes de comer um donut e outra antes de morder um pêssego. A bênção para uma batata é diferente daquela para uma batata tipo chips, porque a chips já não lembra o tubérculo original. (Há um debate animado entre os rabinos quanto à Pringles, que guarda alguma semelhança com a batata.)

Adoro as minúcias. É como entrar em contato com um antepassado com TOC. Não é à toa que coleciono dicas para filmes de baixo orçamento que provavelmente nunca farei. Venho de um povo obcecado por cenários pouco prováveis.

Eu não seguia todas as regras religiosas, mas continuava atrás delas. Se acreditava que Deus não queria que eu comesse bolinho de siri, não devia também aceitar que não desejava que eu jogasse tênis nas tardes de sábado? (Praticantes mais experientes sabiam identificar melhor os limites. Namorei com um ortodoxo que seguia todos os decretos, com exceção daquele que bania o sexo fora do casamento.)

No fim, me afastei da prática religiosa mais intensa. Tinha autoconsciência demais sem precisar ficar com medo de abençoar a manteiga de amendoim da maneira errada (tem uma para a homogênea e outra para a pedaçuda). Mas o principal foi que, para alguém que já era atraído por regras, seguir a religião não parecia algo espiritual, e sim compulsivo.

Voltei a buscar meu consolo diário nos princípios seculares que vinha recolhendo. Só que, quanto mais velha ficava, mais inconsistentes eles pareciam. Minhas regras aleatórias para a vida já não faziam com que eu me sentisse mais adulta. Não me ofereciam discernimento, compaixão ou compreensão quanto às outras pessoas. Ser adulta não podia significar apenas absorver revelações esparsas e dicas de beleza dos outros. Era hora de tirar minhas próprias conclusões.

OS DEZ MANDAMENTOS DOS QUARENTA

1. Nunca acene para alguém se você estiver usando manga curta.

2. Não compre um jeans pequeno demais contando que vai emagrecer um pouco.

3. Não sugira almoçar com alguém com quem você não quer almoçar. A pessoa não vai ficar tão decepcionada quanto você imagina.

4. Quando for encontrar com alguém que trabalha na indústria da moda, não use sua roupa mais "fashion". Use preto.

5. "Legal" não é uma qualidade que justifique uma amizade, mas é uma qualidade necessária para ser um amigo.

6. Se está em dúvida se uma mulher é a filha ou a namorada de alguém, provavelmente é a segunda opção.

7. Se está em dúvida se uma mulher é a mãe ou a avó de alguém, provavelmente é a primeira opção (principalmente se for de gêmeos).

8. Não existem adultos. Todo mundo está improvisando. Só que alguns fazem isso com mais confiança.

9. Perdoe seus ex, mesmo os horrorosos. Eles também só estavam improvisando.

10. Tudo bem não gostar de jazz.

15. Como ser sábio

As coisas mudam aos quarenta. Agora rio com genuína surpresa de piadas que já ouvi. No aeroporto, verifico o número do meu portão na tela e segundos depois o esqueci. Reconheço os professores dos meus filhos, mas não tenho ideia do nome deles. (Em minha defesa, são franceses, e uma em particular vive casando e assumindo o sobrenome dos maridos.)

E algo mais muda aos quarenta. Talvez a incapacidade de decorar o número do portão até compense. Agora, quando me deparo com uma situação nova ou um problema, uma espécie de índice surge na minha mente. Ele contém outras situações similares que me ocorreram e como se desenrolaram. Baseado nele, tenho uma ideia razoável do que fazer.

Preciso ser clara: não me tornei uma espécie de oráculo. E minha abrangência é limitada. Não tenho um índice de políticos chineses ou proliferação nuclear. Mas, quando encaro situações cotidianas que no passado me incomodavam, com frequência tenho certa clareza quanto a como devo me virar. Passo menos tempo congelada pela dúvida ou pelo arrependimento e mais tempo seguindo com minha vida de maneira eficiente. Às vezes nem fico tentada a perguntar a Simon o que ele acha.

Fico feliz em ter esse novo catálogo na cabeça. E notei que outras pessoas da minha idade parecem tê-lo também. O que isso significa exatamente? Que afinal nos tornamos sábios?

Há milênios as pessoas refletem sobre a sabedoria, mas o primeiro pesquisador moderno que tentou estudá-la foi uma nova-iorquina chamada Vivian Clayton.

Clayton nasceu no Brooklyn em 1950. A mãe dela era professora de taquigrafia numa escola de ensino médio. O pai tinha uma produção independente de casacos de pele. Desde cedo, Clayton ficou impressionada com o fato de ambos serem muito diferentes um do outro.

"Inteligência emocional não era o forte da minha mãe, e seu nível de compaixão era muito mais baixo que o do meu pai. Ela tomava decisões por impulso, que às vezes tinham consequências dolorosas", Clayton me conta por telefone, da sua casa no norte da Califórnia.

O pai dela era muito mais cuidadoso e passava um bom tempo refletindo antes de tomar uma decisão. Às vezes, resolvia inclusive que a melhor coisa era não fazer nada. Ele tinha muita consciência de como suas escolhas podiam impactar a filha, e em geral parecia prever como as outras pessoas reagiriam e o que sentiriam. "Seu ponto forte era a compaixão", ela lembra.

Mas o pai de Clayton, Simon, não era bem-sucedido financeiramente. Quando ela passou o dia com ele, certa vez, os dois almoçaram em sua mesa de trabalho, depois ele desenrolou um saco de dormir e tirou uma soneca ali mesmo.

Ela ficou impressionada com a pequenez da vida do pai. "Era do espaço daquele cômodo, nada mais."

No entanto, aquele mundo limitado o deixava feliz. Durante anos, Simon escreveu uma coluna semanal para um jornalzinho do mercado de peles, na qual descrevia as peculiaridades da vida nos quatro quarteirões que concentravam o negócio de peles de Manhattan.

Clayton notou que, enquanto a mãe quase nunca conseguia o que queria agindo por impulso e em geral raiva, a abordagem do pai com frequência era bem-sucedida. "Ele sempre tomava uma decisão que parecia se beneficiar do tempo que levara refletindo sobre ela", Clayton diz.

Simon também tinha uma compreensão incomumente precisa de si mesmo. "Meu pai sabia que não era uma pessoa ambiciosa. Conhecia suas fraquezas. Às vezes se desculpava por não ser perfeito."

Clayton ainda estava tentando entender essa qualidade ardilosa do pai quando escreveu um trabalho sobre sabedoria para uma aula de psicologia. A pesquisa evoluiu para um doutorado integralmente dedicado ao tema. Até onde sabia, Clayton era a única pessoa que pesquisava a questão.

Aquilo significava que, antes de tudo, ela tinha que definir o que era sabedoria. Clayton recorreu a fontes que iam da Bíblia a antigas peças romanas, de Henry David Thoreau aos discursos de John F. Kennedy, à procura de pontos em comum. Ela falou com professores de direito, advogados e juízes aposentados que descreveram pessoas sábias com quem tiveram contato.

A partir de 1978, Clayton publicou uma série de artigos inovadores estabelecendo que a sabedoria é um processo de tomada de decisões no qual alguém analisa o conhecimento usando o intelecto e as emoções, e reflete a respeito disso.

Ela determinou que a sabedoria é diferente da inteligência. A última lhe diz *como* fazer alguma coisa, enquanto a primeira, que tem dimensões morais e sociais, permite que você decida se deve fazê-la ou não.

Clayton se deu conta de que, para ser sábio, não é preciso ser brilhante. Apenas um "intelecto adequado" é necessário para compreender todos os fatores envolvidos na decisão. Também é preciso sentir compaixão e permitir que essa compaixão "entre na mistura quando finalmente se chega a uma decisão ou a um julgamento". Como decisões sábias dependem de reflexão, elas costumam ser tomadas devagar.

Em outras palavras, a definição de Clayton de sabedoria parecia muito com o que o pai dela fazia.

Com base na sua pesquisa, Clayton foi contratada como professora da Universidade Columbia, em Nova York. Foi um regresso triunfante à cidade em que seu pai dormia no escritório.

O trabalho dela começou a despertar interesse quanto à sabedoria. Jornalistas pediam entrevistas. Seus superiores na universidade queriam saber quando publicaria sua próxima pesquisa. Colegas e concorrentes passavam pela sala dela para saber como as coisas estavam progredindo. Clayton podia medir o nível de sabedoria das pessoas? Podia ensinar como ser sábio?

Mas a sabedoria é um tema de difícil apreensão. Inteligência é "a habilidade de pensar logicamente, de conceituar um recorte da realidade", Clayton escreveu num trabalho de 1982. Por outro lado, a sabedoria inclui "a habilidade de captar a natureza humana, que é paradoxal, contraditória e sujeita a contínuas alterações".

Aos 31 anos, Clayton tomou uma decisão que surpreendeu todo mundo à sua volta: deixou Columbia. A sabedoria era demais para ela, que não queria mais estudá-la. Clayton se conhecia. Movia-se num ritmo lento e pesado, e não respondia bem à pressão externa. "Me dei conta de que não era uma acadêmica por natureza", ela me contou. "E, se eu quisesse fazer alguma coisa da vida e me sustentar, era melhor sair de lá, me recolocar e começar a trabalhar."

Depois que Vivian Clayton abandonou o estudo da sabedoria, muitos outros tentaram dar continuidade a ele. Logo surgiram o "paradigma berlinense da sabedoria", a "teoria do equilíbrio da sabedoria", o "modelo emergente da sabedoria". Um psicólogo de Yale lançou um projeto que pretendia ensinar sabedoria a alunos do ensino fundamental.

Havia muitas definições concorrentes. Alguns pesquisadores estabeleciam a sabedoria em termos práticos, como uma competência em solucionar problemas comuns. Outros o faziam de maneira mais mística, chamando-a de pilar do desenvolvimento pessoal, ou "uma compreensão mais profunda da vida e um desejo de ver a verdade". Outros ainda a consideravam um ideal que as pessoas deveriam buscar, mas que provavelmente nunca atingiriam.

Embora nunca se chegasse a um consenso quanto à definição de sabedoria, eventualmente alguns pontos em comum — ou pelo menos que se entrecruzavam — ficaram claros:

Pessoas sábias veem o quadro geral. Elas conseguem enxergar além do problema à frente e considerar o contexto mais amplo e as implicações no longo prazo. Não se deixam levar pela maioria.

Elas sabem que seu conhecimento, seu julgamento e sua perspectiva são limitados. Elas são humildes. Percebem que todas as decisões são tomadas a partir de informações incompletas e só podem levar a consequências igualmente imperfeitas.

Elas sabem que a vida é ambígua e complicada. Veem as nuances mais do que as certezas. Sabem que a maior parte das pessoas e das situações tem tanto elementos bons quanto ruins, e têm facilidade de identificar quais são. O lendário jogador holandês Johan Cruyff afirmava que alguém podia parecer um jogador ruim, mas, quando suas características eram analisadas em separado — o pé esquerdo, o pé direito, o cabeceio, a velocidade etc. —, era possível chegar à conclusão de que podia fazer algumas coisas extremamente bem.

Elas sabem que, em toda situação, há inúmeros resultados possíveis. Ações têm consequências imprevisíveis. Mesmo as boas soluções têm um preço oculto. Quando mostro ao meu marido uma lista de apartamentos maiores e mais baratos que o nosso, ele se recusa até mesmo a considerar a possibilidade de ir para outro lugar. Diz que o estresse da mudança e da adequação a um novo lugar facilmente superaria os benefícios.

Pessoas sábias se conhecem. Elas fizeram uma avaliação cândida de suas características positivas e negativas. Têm uma compreensão razoável do seu histórico familiar e da época em que vivem. Quando Angela Merkel foi eleita chanceler alemã, ela encontrou o primeiro-ministro britânico Tony Blair. O chefe de gabinete dele lembra que "sem se deixar intimidar, a futura chanceler se desarmou diante dele e disse: 'Tenho dez problemas'". Então ela os listou, incluindo "falta de carisma". Blair ficou impressionado.

Mas não são autocentradas. Elas reconhecem pontos de vista diferentes e aceitam que outras pessoas têm objetivos e valores que diferem dos seus. Neuróticos dificilmente são

sábios, mesmo quando são espertos, porque estão sempre ocupados demais consigo mesmos.
São boas em ler os outros. Têm ideia do que os outros pensam e de como tendem a agir em situações variadas. Vislumbram as motivações e o estado emocional de outras pessoas e podem prever como suas próprias ações e decisões vão impactá-las.
Esse conhecimento dos outros não é puramente acadêmico. Alguém sábio se importa genuinamente com as outras pessoas e age por empatia, generosidade e compaixão. São a favor da resolução de conflitos, do comprometimento, da magnanimidade, do perdão e da caridade. Quando Nelson Mandela era presidente da África do Sul, ele levantava todas as vezes que a mulher que levava seu chá entrava no escritório, e continuava de pé até que saísse. Mandela decidiu não concorrer à reeleição para que seu país recém-democratizado pudesse experimentar uma transição pacífica. Pessoas sábias são impulsionadas não apenas por seu próprio sucesso, mas pelo desejo do bem comum.
Elas são pragmáticas e adaptáveis. Podem administrar as incertezas da vida. Quando a realidade contradiz suas crenças, mudam de ideia. "Pessoas sábias aceitam a realidade como ela é, com tranquilidade", explica a socióloga Monika Ardelt. Elas não miram o inatingível. Podem mudar. Uma vez ouvi alguém explicar por que Barack Obama era um político sábio: porque só queria o que podia ter.
Elas têm experiência. Isso inclui "um rico conhecimento factual e um rico conhecimento processual", escreveram os psicólogos Paul Baltes e Jacqui Smith. Não é possível ser sábio e ignorante ao mesmo tempo. Informações são necessárias para sustentar seu julgamento. Pessoas sábias usam tais informações para descobrir em que elementos de uma situação devem focar e quais têm que ignorar.

Elas são resilientes. Aprendem com as experiências negativas e se recuperam dos reveses. Diante da adversidade, mantêm o equilíbrio emocional e o senso de humor. Focam no positivo, sem remoer queixas passadas. Mas não ficam propagando por aí uma convicção irracional de que estão prestes a ganhar na loteria.

Elas sabem quando não agir. Em geral, as pessoas tendem a agir: quando há um problema, querem fazer alguma coisa a respeito. Os sábios entendem que às vezes a melhor opção é não fazer nada ou esperar, mesmo quando os outros imploram para que ajam. A chanceler Angela Merkel uma vez teve que pedir ao presidente francês Nicolas Sarkozy que parasse de pressioná-la para escolher uma maneira de abordar determinado problema. Ela apontou que, em alguns casos, se não tomar uma decisão imediata, o problema que gostaria de resolver se altera ou simplesmente desaparece. "Sou o tipo de pessoa que dá tempo ao tempo; porque já vi que na vagarosidade há uma enorme esperança", ela disse.

Quando eu estava na maca do hospital prestes a ter gêmeos, o obstetra examinou o colo do meu útero. Ele estava cercado por uma equipe de avental disposta a interceder e fazer uma cesariana, se necessário. O próprio obstetra também estava preparado para a cirurgia.

Ele poderia ter tirado os bebês da minha barriga me cortando. Em vez disso, escolheu não fazer nada. Disse a todo mundo para voltar em vinte minutos. Sabia por sua experiência que, esperando um pouco mais, os gêmeos provavelmente sairiam sozinhos, no estilo tradicional. E, vinte minutos depois, isso de fato aconteceu.

Quando pessoas sábias chegam a uma conclusão quanto ao que fazer ou não fazer, em geral estão certas. Todas essas qualidades só indicam sabedoria se, com frequência, a pessoa está correta. Sábios têm uma "habilidade natural e excepcional de fazer julgamentos sólidos e executáveis" diante das incertezas do mundo, Baltes escreveu. Ou, como o neurocientista Elkhonon Goldberg explica, têm "não apenas um entendimento profundo da natureza das coisas, mas também, e mais ainda, uma visão afiada de que ação precisa ser tomada para mudá-las".

Assim que os pesquisadores chegavam a uma definição de sabedoria com que podiam trabalhar, podiam testar pessoas para verificar se eram sábias ou não. E podiam medir se a sabedoria realmente cresce com a idade. Pessoas de quarenta anos são mais sábias que as de vinte, por exemplo?

Usando uma medida muito ampla de sabedoria, a resposta é: não necessariamente. "A maior parte dos pesquisadores concordaria que a sabedoria não aumenta automaticamente com a idade e que muitas vezes é rara entre os adultos mais velhos", Ardelt escreveu. Ela encontrou mais ou menos tanta sabedoria em universitários quanto em pessoas com mais de 52 anos. (Embora pessoas mais velhas com diploma universitário tenham demonstrado níveis de sabedoria muito maiores do que estudantes.)

Vivian Clayton descobriu que, quanto mais velhas as pessoas ficam, menos associam sabedoria a idade, e mais a associam com compreensão e empatia. "Há sabedoria em todas as idades, até mesmo na infância", ela me disse, ecoando o escritor latino Público Siro, que afirmou: "Faculdades brilhantes são a fonte da sabedoria, e não a passagem dos anos".

No entanto, enquanto a sabedoria geral não vem automaticamente com a idade, "parece que *pode* aumentar com ela", Ardelt observou. Ela disse que para se tornar sábio é preciso "motivação, determinação, autoexame e autorreflexão, além de abertura a todo tipo de experiência para fazer o trabalho interno necessário".

Quando os pesquisadores investigam aspectos individuais da sabedoria, descobrem que muitos deles de fato melhoram na meia-idade. Pessoas nos 45 anos são mais positivas que as mais jovens, melhores em controlar as emoções, menos focadas em si mesmas e mais aptas a decifrar o humor das outras. Também são melhores em raciocinar a respeito de conflitos sociais, o que talvez seja resultado de tudo isso.

Pessoas na meia-idade também têm mais daquilo que os pesquisadores chamam de "inteligência cristalizada", como a habilidade de tirar conclusões, fazer julgamentos baseados nas suas experiências e aplicar seus conhecimentos a novas situações.

Parece muito com os índices que surgem na minha cabeça quando me lembro de como situações parecidas se desenrolaram. São só um elemento da sabedoria, mas para mim é bom o bastante. Nós quarentões poderíamos ter aproveitado alguns índices antes, mas definitivamente *precisamos* deles agora. Surgem bem na hora em que temos que conciliar filhos crescendo, pais envelhecendo e demandas da carreira. Nunca tivemos mais responsabilidades e menos tempo livre. Também somos convocados cada vez mais para tomar decisões e dar conselhos. Quando uma amiga me contou que o marido havia confessado que a traíra com inúmeras mulheres, ela estava bastante certa de que aquilo queria dizer que era o fim do casamento dos dois.

Não vi a coisa do mesmo jeito. Um índice surgiu na minha cabeça com inúmeros exemplos de casamentos que tinham se recuperado depois de chegar à beira do precipício.

Eu disse a ela que já vira eventos traumáticos se tornarem parte de uma longa história de amor, e não necessariamente seu fim, e insisti para que não tomasse uma decisão irreversível e impulsiva.

Talvez tenha sido um péssimo conselho. Ainda estou longe de ser sábia e na maior parte do tempo não consigo ver o esquema mais amplo das coisas. Mas ser um pouco menos sem noção já é uma melhora. Meus índices mentais me fizeram mais feliz. São pelo menos o começo do que eu buscava quando estava crescendo: ter mais conhecimento, menos arrependimentos e uma noção melhor do que está acontecendo.

Depois que Vivian abandonou a Columbia, ela se mudou para a Califórnia e estudou para se tornar neuropsicóloga. Ela abriu um consultório em que avalia se pessoas de idade estão em condições de tomar decisões legais sozinhas. É o estudo da tomada de decisões de uma perspectiva renovada e mais palpável.

Clayton acompanhou, de longe, a pesquisa na área da sabedoria que ela tinha iniciado se tornar um ramo próprio da psicologia. Há centros de pesquisa dedicados a esse tema nas maiores universidades do país. Mas, quase quarenta anos depois, ela tem certeza de que fez a escolha certa quando foi embora de Nova York.

"Nunca olhei para trás", Clayton me diz. "Fiz o que era importante que eu fizesse, então chegou a hora de me retirar. Eu simplesmente soube."

VOCÊ SABE QUE ESTÁ NOS QUARENTA QUANDO...

- Compreende que nem todas as pessoas mais velhas são sábias.
- Ainda recorre a elas quando precisa de conselhos, esperando que saibam mais do que você.
- Vê as qualidades e os defeitos das pessoas, e sabe que alguém muito esperto numa área pode ser inútil em outra. Entende que existem "idiotas espertos" e "trapaceiros sedutores".
- Pode ter noção das falhas de uma pessoa e ainda assim gostar dela.
- Percebe que esteve se movendo na velocidade da sua geração o tempo todo, ainda que por um bom tempo não soubesse que velocidade era essa.

16. Como dar conselhos

Algumas semanas depois de ter feito 45, recebo um e-mail da reitora de uma escola americana de arte e design em Paris. Ela quer que eu faça o discurso da cerimônia de formatura.

Será daqui a um mês, o que sugere que não sou uma escolha de último minuto. Haverá só 35 formandos, e o que vão me pagar não basta nem para o vestido que vou ter que comprar para usar no dia. (Muitos estarão se formando em design de moda.)

Ainda assim, aceito. Dar conselhos à próxima geração — ou a uma pequena parte dela — parece um passo crucial na minha lenta jornada rumo à vida adulta.

Mas o que exatamente vou dizer aos formandos? Eles não querem ouvir sobre o estilo francês de criar os filhos. E não tenho uma boa experiência com discursos na qual possa me basear. Quando me formei, um senador americano fez um discurso político sobre a Polônia e depois nos desejou boa sorte.

Assisto a uma porção de discursos de formatura na internet para me inspirar. Depois de cerca de doze, percebo que há três regras-chave. Os melhores discursos têm menos de quinze minutos. Se a pessoa consegue imitar uma celebridade, melhor ainda. E o fato de alguém ter estrelado uma *sitcom* de sucesso não significa que tenha conselhos úteis para dar.

Também descubro que discursos de formatura são basicamente um fenômeno americano. Os ingleses realizam cerimônias de formatura, mas sem presença de um palestrante motivacional externo. (A formatura do meu marido numa universidade inglesa foi quase toda conduzida em latim.)

Universidades francesas em geral nem têm cerimônia; elas mandam o diploma pelo correio. Uma professora de uma das principais escolas de Paris me diz que uma vez mostrou a seus alunos o discurso de Steve Jobs em Stanford, de 2005. Jobs fala sobre como largou a faculdade e estudou caligrafia, o que parecia inútil na época, mas depois se tornou a base para as fontes dos computadores Apple. Sua conclusão é de que, quando você segue sua paixão, suas escolhas mais estranhas começam aos poucos a fazer sentido, e a grande narrativa de sua vida emerge.

Os alunos dela não se comoveram com o discurso e o consideraram "completamente desconectado da realidade" e "californiano demais".

Isso me deixa numa encruzilhada. A ideia de um discurso de formatura é dizer algo encorajador. A maioria dos que vejo se resume a "Sim, você consegue. Eis como". Mas estarei em Paris, falando com uma turma que tem só um quarto de alunos americanos (os cerca de duzentos alunos da escola vêm de 48 países diferentes). Se eu disser qualquer coisa inspiradora demais, vou parecer ingênua. A mensagem de um discurso de formatura na França provavelmente seria: "Não, você não consegue. É impossível. Nem tente".

Alguns dias antes do discurso, vou ao desfile de moda de encerramento de ano da escola. Enquanto espero que comece, arrisco uma conversa com o aluno sentado ao meu lado, que pergunta por que estou ali.

"Sou escritora e vou fazer um discurso no sábado", digo. Ele parece surpreso. Nunca ouviu meu nome ou leu qualquer coisa minha. "Fiquei surpresa e lisonjeada com o convite", acrescento.

Ele me ouve, pensa e diz: "Bom, acho que em certo momento da carreira as pessoas simplesmente começam a te pedir para fazer coisas. E você pensa: 'Nunca fiz isso, mas posso tentar'".

Então fico de fato surpresa. Aos 22, ele já sabe disso. Os millennials parecem muito mais emocionalmente evoluídos aos vinte e trinta do que minha geração era, talvez porque tenham crescido em contato com pessoas parecidas com eles através da internet e assistindo a séries de TV com nomes como *Awkward*. Na minha época, ninguém discutia sobre ser inadequado. Simplesmente era.

Dois dias depois, ponho meu vestidinho roxo novo e pego o *métro* até o hotel onde a cerimônia vai ser realizada. Há cerca de 125 pessoas no salão dourado, incluindo pais que vieram de todas as partes do mundo. Percebo no mesmo instante que eu deveria ter guardado o que me pagaram pelo discurso e usado qualquer coisa do meu próprio guarda-roupa. Quase todo mundo está de preto.

Os formandos não são escritores. Mas, como eu, provavelmente vão passar muito tempo sozinhos, lutando para produzir alguma coisa. Então, em menos de quinze minutos, ainda que sem imitar nenhuma celebridade, dou meu conselho sobre como dar conta. A maior parte se aplica a qualquer trabalho criativo.

Você é qualificado. Ou melhor, você não é o único impostor lá fora. Aquele estudante sentado ao meu lado no desfile estava absolutamente certo. Você nunca se sente pronto de verdade para seu próximo trabalho. Mas ninguém se sente. Então vá em frente.
Tudo o que acontece pode ser uma inspiração para seu trabalho. Ou, como Nora Ephron dizia, "tudo é cópia". Quando alguém lhe conta uma história, você nota um tema recorrente numa conversa ou vira a esquina e vê algo que o emociona, use. Na verdade, quando está mergulhado num projeto, informações relacionadas vão se apresentar no dia a dia.
Busque inspiração também. Leia ou veja o trabalho de artistas que admira. "A maior parte do que eu faço vem de ver o trabalho de outras pessoas e pensar: 'Posso fazer isso. Quero fazer isso'", a escritora e diretora Miranda July diz.
Esteja presente na sala e off-line. Não precisa ser uma sala de verdade. Você pode estar sozinho num café lotado. Tive ideias enquanto caminhava ou estava no metrô parisiense (recomendo a linha oito). Descubra o horário em que você é mais produtivo e vê as coisas com mais clareza e o reserve com cuidado. Grande parte da vida consiste em tempo perdido entre eventos. Não preencha essas lacunas com pornografia ou vídeos de gato. Você precisa do vazio e de certo tédio para que seu cérebro alimente suas ideias. Na solidão, "nossas vozes internas se tornam audíveis", escreveu o poeta Wendell Berry.
Quando você tem uma ideia, anote de imediato. Não confie na sua memória. Sempre carregue papel e caneta, e algo bom para ler.
Você não precisa reinventar a roda toda vez que cria alguma coisa. Não é plágio recorrer a formatos estabeleci-

dos. Meu marido gosta de citar um editor que disse: "Você pode escrever como quiser, mas vou reconstituir em ordem cronológica".

Cresça onde estão suas raízes. Sim, parece uma frase pronta de caneca. Mas é essencial. Abrace quaisquer talentos ou experiência bizarros que tiver. Trate a tarefa, qualquer que seja ela, como o trabalho mais importante do mundo.

É só pesquisa, idiota. Um arquiteto me diz que nunca fica nervoso ao criar um prédio do nada. "Só fico reunindo informações e o prédio toma forma por si só." Com frequência, o motivo pelo qual não avançamos apesar de semanas tentando é não sabermos muito sobre o assunto. Volte e descubra mais.

Aceite as anomalias. Quando comecei a trabalhar como jornalista, um profissional mais velho me disse que, quando você está escrevendo uma matéria, inevitavelmente descobre um fato ou detalhe que macula a narrativa perfeita que você imaginou que o texto seguiria. É algo irritante e inconveniente, que tendemos a ignorar. Mas preste atenção nele e veja aonde leva você. Isso só vai enriquecer seu trabalho e torná-lo mais verdadeiro, menos previsível e sujeito a menos críticas.

"Não seja tolo ou profundo demais." O cantor Jarvis Cocker diz que essa é a chave para escrever rock 'n' roll. (Se você for profundo demais, "vai ter vergonha quando for mais velho", ele argumenta.) Cocker também avisa para não ser viciado em rimas. O exemplo que usa é: "Não quero ver assombração/ Não tenho coragem, não".

Seja generoso. Muitas das pessoas que você conhece no começo da carreira vão continuar por aí décadas depois. Se você for um idiota no começo, elas vão lembrar.

Preste atenção ao que está fazendo paralelamente. Quando eu trabalhava como jornalista financeira no Brasil, fiz aulas de samba. No fim, acabei escrevendo um artigo breve sobre isso para a seção de artes do jornal. Meus chefes mal notaram, e tenho certeza de que ninguém leu. Levei anos até conseguir ganhar a vida escrevendo naquele estilo. Mas foi o primeiro texto que escrevi que me iluminou por dentro.

Ignore os pessimistas. Pessoas com outros tipos de trabalho vão dizer "Não sei como você faz" ou "Eu nunca poderia ficar sozinha o dia inteiro numa sala". Vão pensar que você é alguém irritantemente obsessivo que fica fazendo anotações no caderninho durante o jantar. Mas siga em frente. Você tem sorte. E, embora não possa ter certeza, provavelmente está melhorando.

Você pode controlar o trabalho, mas não controla a reação das pessoas a ele. Um escritor que conheço uma vez descreveu sua abordagem zen: comprometimento total ao processo, tranquilidade total com o resultado.

Feito é melhor que perfeito. Supere seu medo de terminar as coisas. Ser capaz de completar uma tarefa não é importante apenas na educação infantil; é uma habilidade-chave nos adultos.

Tudo bem ser obsessivo. São essas pessoas que fazem o melhor trabalho. O falecido Garry Shandling contou uma vez que, quando estava fazendo um programa de tv, encontrou com outro comediante que também fazia um. Shandling perguntou como estava indo. "Ele disse: 'É muito mais fácil do que eu pensava. Estou me divertindo muito'. E eu pensei: 'Ah, meu Deus'. E então, claro, o programa dele foi cancelado." Fazer o trabalho rotineiro fica mais fácil com o tempo, mas fazer seu melhor trabalho não fica.

Uma produção hercúlea vale a pena. Para a maior parte das pessoas, casar e ter filhos são os momentos mais impor-

tantes da vida. Mas, quando de um recanto misterioso dentro de você sai uma escultura, um vestido, um aroma, um desenho gráfico a que outras pessoas respondem, a sensação é a mesma. "Não se trata de trabalhar por um objetivo específico; trata-se apenas de trabalhar", disse a artista Maira Kalma. "Ser apaixonado pelo seu trabalho deixa você feliz, ouso dizer."
Mesmo que siga todas as regras, a primeira tentativa será terrível. Grande parte do processo criativo é tolerar a lacuna entre a visão gloriosa do que queremos criar e a porcaria que de fato produzimos. Lembre que tudo de bom que você vê começou como um primeiro rascunho ruim de outra pessoa. A vigésima versão do seu trabalho talvez ainda não seja brilhante, mas a primeira com certeza não será.

Deixo os formandos com dois pensamentos finais. O primeiro é o melhor conselho criativo que já recebi de Simon: quando você sai de um ônibus ou táxi, olhe para o banco e se certifique de não ter deixado nada para trás. Se perder seu portfólio, não vai conseguir o trabalho.

A segunda é uma expressão francesa otimista, ainda que não grandiosa: *vous allez trouver votre place* — você vai encontrar seu lugar. Amo a ideia de que, em algum lugar no mundo, há um espaço vazio com sua forma. Assim que o encontrar, vai se encaixar perfeitamente. (Não menciono que isso pode levar muitas décadas.)

Então, me sentindo muito adulta, volto para o metrô e vou para casa.

VOCÊ SABE QUE TEM QUARENTA QUANDO...

- Ficou bem melhor em uma ou duas coisas.
- Pessoas com vinte lhe pedem conselhos e parecem segui-los de fato.
- Dá conselhos úteis, assim como muitos dos seus amigos.
- Percebe que muita gente é tão sem noção quanto você.
- Seus pais desistem de tentar mudá-la.

17. Como salvar os móveis

Ainda estou animada com meu discurso na cerimônia de formatura quando sou convidada para dar uma palestra no Brasil. Fico muito feliz em voltar para lá. Vou falar no Seminário Internacional de Mães, em Belo Horizonte, cidade que ficou mundialmente conhecida como o lugar em que o país sofreu uma humilhação histórica: a derrota por sete a um para a Alemanha na semifinal da Copa de 2014.
Vou falar sobre o estilo francês de criar filhos, então não me preocupo muito. Só começo a pensar no meu discurso algumas semanas antes, quando uma das organizadoras me informa que a expectativa é de um público de mil mães. Será o maior a que já me dirigi.
Então descubro que eles querem que eu fale por uma hora e só então responda às perguntas. Nunca fiz uma palestra tão longa sem interrupções. (Na universidade americana foi mais uma discussão.) Meu discurso corrido dura uns vinte minutos.
"A expectativa do público é bem alta", uma organizadora — que é uma mãe brasileira — escreve. Pergunto sobre o que, exatamente, ela quer que eu fale. Tenho dificuldade

de imaginar o que poderia interessar as mães brasileiras. Já dei muitas palestras a essa altura e estou cansada de me repetir. Sinto o medo crescendo.

"Seria bem interessante se você pudesse falar um pouco sobre a perspectiva mãe/mulher", ela responde.

É tudo o que diz. Encontro uma calculadora de discurso na internet e descubro que, se falar num ritmo médio, vou precisar de 5 mil palavras. Portanto, colo 5 mil palavras de diferentes discursos que dei num arquivo e as reorganizo.

Então pego um avião para o Brasil. O fato de que logo vou estar diante de mil mulheres parece assustador e irreal. Durante o voo noturno, sonho que alguém descobre um vídeo de sexo meu. Quando acordo, estou em Belo Horizonte.

Na área de desembarque do aeroporto, conheço outra palestrante. É uma avó americana que também escreveu um livro sobre criação.

"Eles pediram que você falasse por uma hora?", pergunto, enquanto levamos as malas para o táxi.

"Eu sei, é maluquice", ela concorda. Fico aliviada que também esteja tendo dificuldades com isso.

No hotel, conheço as organizadoras. São um grupo de veterinárias que se aventuraram no negócio das conferências. Essa é a primeira delas. Uma das mulheres é alta e glamorosa, com cabelo preto comprido estilo *As panteras*.

"Você também é veterinária?", pergunto.

"Sou especialista em porcos", ela responde.

Quero ir para o quarto trabalhar na minha palestra, mas sou escoltada para uma coletiva de imprensa cheia de jornalistas e "blogueiras mamães". Uma delas, uma loira com colete de pele, conta ao grupo que é a primeira vez que sai sem o bebê. O comentário desperta uma onda de emoção. Logo todo mundo na sala — menos eu — está chorando.

Mais tarde, sento atrás de uma mesa e cumprimento algumas das mães que compareceram à conferência. São em sua maior parte dentistas, consultoras de marketing ou donas de casa de classe média. Todas usam crachás com seu nome e a foto do filho. Algumas grávidas usam imagens de ultrassom. Fico embasbacada com o fato de parecerem tão jovens. Quando meu livro saiu, há alguns anos, eu parecia uma delas. De alguma maneira, me transformei numa anciã.

Quase todas elas me abraçam. Sou mais abraçada em três dias no Brasil do que em doze anos em Paris. Muitas também querem uma foto comigo, com nossas cabeças se tocando. Se houver um surto de piolhos franceses no meio do Brasil, serei a paciente zero.

As mães parecem ter dificuldade em lidar com as crianças. Aprendo que há duas outras palavras para "birra" em português: "manha" é mais choro e reclamação; "chilique" é o colapso total. Decoro outras palavras também, como "mimado", "babá" e "folguista", que é a mulher que cobre o descanso da babá.

Tento editar mais meu discurso, mas não tenho tempo. Na manhã seguinte, desço as escadas para me apresentar. Uma das organizadoras — especialista em gado — me diz que uma palestrante falou sobre a morte do marido, dois meses antes de ela ter um filho. "Foi incrível", ela conta. "Todo mundo chorou."

Entro no salão enorme onde a avó está dando sua palestra. Mil mães brasileiras de fone de ouvido escutam arrebatadas à tradução simultânea.

Fica claro que está indo tudo bem. As mães cochicham interessadas e rindo nos momentos certos enquanto a avó responde às perguntas. Ela é sincera e sensível — e claramente desfruta do seu papel de professora e especialista. Deixa o palco sob aplausos calorosos.

Um minuto depois, a editora de uma revista sobre criação de filhos me apresenta. De repente encaro um mar de mães brasileiras. Não há pódio, então tenho que segurar meu discurso de dezessete páginas, o controle da apresentação de slides e o microfone, enquanto tiro e ponho os óculos, conforme olho para as folhas ou para o público.

Pelos primeiros cinco minutos, fico bem. Me apresento em português e conto sobre quando cheguei de Paris e me senti uma alienígena. Posso sentir que estão prontas para embarcar no meu discurso.

Então os ânimos se acalmam. Quando chego à sexta página do discurso, o salão está tão silencioso que quase posso ouvir a tradução simultânea saindo pelos fones de ouvido. Não ajuda que, toda vez que preciso virar uma página, tenho que dar as costas para o público e apoiar o microfone numa cadeira atrás de mim. Estou testando a boa vontade dessas mães. Na página oito, tenho medo de que algumas simplesmente vão embora.

Enquanto falo, estou muito consciente de que na versão cinematográfica da minha palestra este seria o momento em que eu pararia de ler, rasgaria as folhas e falaria de coração sobre minhas dificuldades como mãe. Mas, para fazer isso, eu teria que estar tomada pela adrenalina e pela inspiração. Na verdade, estou tão entediada quanto o público.

Sigo em frente, enquanto um silêncio educado e resignado reina na sala. Quando finalmente termino, respondo a algumas perguntas e deixo o palco sob aplausos moderados.

Não houve um êxodo em massa do salão. Faltou energia à minha palestra medíocre, mas ela não foi um desastre. Como os franceses dizem, salvei os móveis. (Ou seja, o fogo se espalhou pela casa, mas pelo menos consegui arrastar alguns móveis para o quintal.) Me sinto péssima.

"Boa palestra", diz a avó, que estava acompanhando. Imagino que esteja se sentindo triunfante.

Eu a parabenizo pelo seu discurso. Ela sorri, então admite que passou semanas trabalhando nele.

À noite, há um jantar para os palestrantes. Quando uma mulher à mesa descreve os desafios de criar um filho com síndrome de Down, a mesa inteira — menos eu — chora.

"Qual é a dos brasileiros? Vocês sempre choram de hora em hora?", pergunto, tentando aliviar o clima. Todo mundo me olha como se eu fosse um monstro.

Nesse momento, finalmente compreendo — tarde demais — o que todas aquelas mães brasileiras queriam de mim, tanto durante a palestra quanto no jantar. Elas não estavam apenas procurando por dicas para criar os filhos. Queriam participar de uma experiência emocional compartilhada. Estavam prontas para ser levadas às lágrimas. O choro é a marca do sucesso de um encontro no Brasil, um sinal de que houve uma conexão. ("A experiência emotiva coletiva é algo muito brasileiro", a escritora Juliana Barbassa me explica algumas semanas depois.) As veterinárias acharam que isso não precisava ser explicado, porque eu já sabia.

Quando o prato principal chega, a editora de revista que me apresentou pela manhã — uma mulher carismática na faixa dos cinquenta — toca no assunto do meu discurso. "Às vezes parecia que você não estava feliz com o que dizia", ela comenta, com toda a delicadeza.

"É, acho que eu tinha coisas mais interessantes para dizer", concordo. Admito que estou cansada de repetir os mesmos fatos sobre o estilo francês de educar os filhos.

Ela apoia o garfo na mesa. Está brava.

"Nunca mais faça isso", diz. "Esqueça o que o público espera. Faça o melhor discurso que puder, e confie que vão embarcar nele com você." A editora continua, praticamente gritando: "Eles querem ver quem você é. É só estabelecer uma conexão por um momento". Então ela me repreende por me entediar com meu próprio material. "*Respeite o trabalho*. Continue mudando. Cresça com ele. Isso é maturidade!" Então ela acrescenta: "E, da próxima vez, não leia".

Quando ela para de falar, estou chorando. Fico emocionada com o fato de que, apesar de eu já estar nos quarenta, ela ainda esteja disposta a ignorar meu discurso medíocre e ver meu potencial. Também fico emocionada que se importe o bastante para me dizer isso, ainda que seja tarde demais para redimir minha palestra e talvez nunca mais nos vejamos. Nenhum parisiense me fez esse tipo de crítica construtiva, limitando-se a me repreender por não ter dito *bonjour*. Escolhi morar num lugar onde as pessoas mantêm distância umas das outras.

Também estou chorando porque de repente vejo que perdi uma oportunidade. Ficar diante de mil pessoas — mesmo a milhares de milhas de casa — é uma chance de criar algo e estabelecer uma conexão. Em vez de respeitar o público e confiar que viria comigo, independente das diferenças, tratei minha palestra como uma dura obrigação e a desperdicei. Queria poder voltar atrás.

É energizante quando algo dá certo. Mesmo um pequeno sucesso gera boa vontade e oportunidade. (A avó foi convidada a voltar ao Brasil várias vezes, mas eu não.) Porém, quando algo dá errado, o oposto acontece. Por meses, pensar na palestra em Belo Horizonte abala minha confiança.

Na manhã em que vou embora do Brasil, a editora vai

até o hotel para se despedir. Me sinto conectada com ela depois da experiência emocional no jantar, e ela promete manter contato. Nunca mais nos falamos. Tivemos nosso momento. Salvei os móveis. E foi isso.

VOCÊ SABE QUE ESTÁ NOS QUARENTA QUANDO...

- Está testemunhando a segunda reforma de espaços públicos e de cozinhas de amigos.
- Aceita que ama móveis escandinavos de meados do século XX, ainda que seja um clichê.
- Se pergunta se ainda está qualificada para uma bolsa de "meio de carreira".
- Agora é a "velha" das aulas de improvisação.
- Já procurou no Google todo mundo que teve alguma importância na sua vida. Mas às vezes se esquece disso e procura de novo.

18. Como compreender o que se passa

Depois que minha filha nasceu, entrei para um "clube do bebê" de língua inglesa, formado por mulheres com filhos mais ou menos da mesma idade. A gente se encontrava uma vez por semana na casa de alguém. Logo decidi que tinha pouco em comum com a maior parte das mães. Frequentava o clube pela companhia e pelas dicas para o bebê avançar no uso do penico, mas não fazia nenhum esforço para que gostassem de mim. Vivia trocando o nome de uma mulher com o da bebê dela (ambos começavam com B). Quando outra mulher comentou que planejava votar para um candidato da extrema direita na eleição presidencial americana, eu disse algo como "Está louca?". A mulher pareceu ferida e insultada. Na semana seguinte, recebi uma mensagem dizendo que o clube tinha sido cancelado, então fiquei sabendo que elas haviam se encontrado num parque sem mim.

Não me importei. Pensei que, numa cidade grande, sempre haveria uma porção de gente nova para conhecer. O que não considerei foi que, conforme você envelhece e se estabelece, as mesmas pessoas ficam reaparecendo na sua vida, assim como acontece no ambiente de trabalho. Isso é especialmente verdade quando se tem filhos da mesma idade. E o mundo anglófono de Paris é pequeno. Encontro com as mães do clube durante anos, em festas de Halloween, na noite de perguntas e respostas, no torneio de futebol. Toda vez, lembro que me odeiam.

Quando minha filha entra para o ensino fundamental, descubro que os filhos da mulher cujos planos eleitorais insultei estudam na mesma escola. E não só isso: ela é um pilar da minha nova comunidade. Eu a vejo na reunião de pais, quando recebe aplausos por ter planejado a festa de Natal.

Fiz alguns progressos desde que fui expulsa pelo clube do bebê. Como uma mulher de quarenta e poucos anos, minha regulação emocional se desenvolveu. Eu me meto em menos situações complicadas e agora sou capaz de pensar algo e não expressar.

Não gosto da ideia de ter contato com alguém que me despreza, então decido aliviar o clima entre nós. Quando a reunião termina e todo mundo se dirige à sala em que estão as bebidas, crio coragem para abordá-la.

"Oi", digo, com uma simpatia cautelosa.

Ela me olha confusa.

"Sou eu, Pamela", digo, esperando que sua expressão intrigada se transforme em desgosto. "Eu participava do clube do bebê", insisto. Ela me encara por mais uns segundos, então há uma fagulha mínima de reconhecimento.

"Você era amiga da Kara?", ela finalmente pergunta. Não há nenhuma emoção na fala, só um esforço educado de se relacionar com a quase desconhecida à sua frente.

Eu era mesmo amiga da Kara. E aparentemente é tudo o que ela lembra. Essa mulher não me despreza; mal sabe quem eu sou.

* * *

Evoluí como ser humano nos últimos anos, mas ainda me falta um componente-chave da sabedoria: compreender a experiência alheia. Quero ter um entendimento maior das dinâmicas sociais e ser capaz de detectar as motivações e o estado emocional dos outros.

Em minha defesa, não é fácil. Para os budistas, aprender a perceber o mundo claramente é a principal tarefa que existe. É o motivo pelo qual estamos aqui. E eles dizem que é muito importante ser bem-sucedido nisso. Você pode experimentar um breve prazer sem entender o que está acontecendo à sua volta. Mas para a felicidade sustentável e o bem-estar é preciso enxergar sua própria vida e seus arredores com enorme clareza.

Tornar-se menos sem noção parece mesmo vital para a felicidade. Assim como ser um adulto. Adultos de verdade parecem compreender o que está acontecendo à sua volta. São capazes de detectar a dinâmica social e identificar as motivações e os sentimentos dos outros.

Pessoas da minha idade supostamente estão melhores nisso. Na média, aqueles na faixa dos quarenta e cinquenta anos têm o melhor desempenho num teste chamado "Lendo a mente com os olhos", no qual as pessoas observam uma série de fotografias de olhos e selecionam a emoção que cada indivíduo está sentindo. Essa habilidade se mantém num nível alto e estável entre os quarenta e os sessenta.

É uma habilidade crucial para o século XXI, quando tudo, de táxis a impostos, é automatizado. Ler outras pessoas e entender suas necessidades emocionais ainda é algo que os humanos fazem melhor do que os computadores. Em alguns anos, trabalhos que envolvam "ler pessoas" talvez estejam entre os únicos que restam.

Mas como exatamente se faz isso bem? Qual é o segredo para enxergar com clareza? Estou melhor nisso, mas ainda perco muito do que está acontecendo. Posso dominar essa habilidade? E, em caso afirmativo, como?

Eu me dou conta de que tenho um especialista nesse assunto em casa. Meu marido é muito bom em ler pessoas. Às vezes suspeito que tem poderes psíquicos. Quando um jantar ou uma conversa terminam, minha primeira pergunta sempre é: "O que acabou de acontecer?". Certa vez, encontramos numa festa uma mulher que tinha trabalhado como jornalista. Ela pareceu ir ficando mais fria conforme a conversa avançava. Imaginei que devia ter dito alguma coisa que a chateara.

Simon viu as coisas de outro modo. Ele me disse que, enquanto falava com dois jornalistas, percebeu que ela ficava chateada por ter deixado a profissão. A frieza tinha começado quando ela descrevera seu trabalho em relações públicas, ele notou.

Simon não quer mais ser meu intérprete em tempo integral. Mas ele entrou numa fase de "ensinar a pescar em vez de dar o peixe", então está disposto a discutir suas técnicas.

Notei uma delas sozinha: ele ouve com atenção o que os outros estão dizendo. Às vezes, ouve com tanta atenção que as pessoas acham que estão sendo julgadas. Alguns amigos já me abordaram sozinha para perguntar: "Seu marido me odeia?". (Normalmente, não.)

Simon explica que ouve — e observa — em busca de determinadas pistas. A primeira é: quando a pessoa perde interesse? Ele nota se alguém desvia os olhos porque está entediado. (Para sua irritação, me pega fazendo isso com frequência.) Também nota quando o outro muda o assunto. "Dizer 'Que legal' é um jeito clássico de encerrar o tema", ele acrescenta.

Simon também procura identificar aquilo que *interessa* à pessoa que está falando. Que assunto ela fica trazendo à tona? Que frases repete? Ele diz que as pessoas com frequência têm uma mensagem recorrente que equivale a um lema pessoal. Estão sempre tentando fazer com que você acredite em algo a seu respeito, o que marca muito do que estão dizendo. A mensagem pode ser "Crio meus filhos sem muitas restrições", "Ganho um bom salário", "Sou autêntico e não preciso projetar uma imagem" ou "Tenho muitos amigos".

"Elas não estão mentindo", Simon diz, "mas a maior parte das pessoas criou uma história sobre si mesma e meio que acredita nela. Você tem que identificar qual é essa história e desconfiar dela."

Costumo confiar nos lemas das pessoas sem me dar conta de que estou caindo na propaganda interpessoal. Saio de conversas pensando: "Que pai tranquilo, e com tantos amigos". Ainda me surpreendo com a impressão que as pessoas passam ou fico preocupada com o que pensam de mim.

Talvez porque eu tenha crescido sem analisar ninguém, nunca me ocorreu examinar as pessoas enquanto estão falando e tentar detectar padrões de comportamento. Sou arrebatada demais pela experiência para notar muita coisa.

Quando começo a fazer isso, percebo que tenho ignorado informações cruciais. Assim como os homens lhe dizem o que querem no primeiro encontro, as pessoas estão sempre oferecendo dados a seu respeito. Só é preciso prestar atenção e reuni-los.

Para ser capaz de fazê-lo, você precisa interromper sua obsessão por si mesmo. Isso remove o excesso de estática do canal e abre espaço para a recepção de informações. Simon não é clarividente. Só não se preocupa o tempo todo com o que as pessoas pensam dele. Isso libera seu cérebro para compreender suas motivações, suas características e seus objetivos. ("Se não agir de modo esquisito e fizer algumas perguntas, as pessoas vão gostar de você", meu marido me garante.)

Por sorte, na meia-idade fica mais fácil desligar a estática do cérebro. Estudos psicológicos mostram que, em média, somos pelo menos um pouco menos neuróticos do que os mais jovens. Isso significa que não projetamos tanto nossas ansiedades nas outras pessoas e perdemos menos tempo pensando o que pensam de nós.

Começo a decifrar as pessoas de leve, em vez de aceitar apenas seu valor nominal. Quando conheço uma mãe bonita na escola do meu filho, não penso mais, de forma cíclica e sem sentido: "Ela é tão bonita, tão bonita, mais bonita que eu". Em vez disso, eu a estudo enquanto fala e penso: "Ela é bonita, mas parece tímida, e talvez seja meio tola".

É uma melhora. Mas eu continuava na ignorância na minha interação com a mãe do clube do bebê. O que estava fazendo de errado?

"Hamlet", Simon diz.

Peço que elabore.

"Pessoas neuróticas pensam que a vida é como *Hamlet*. Elas são Hamlet, claro, e todo mundo está olhando para elas e julgando seu comportamento de um jeito positivo ou negativo", ele explica. Ou seja, todo mundo é seu próprio Hamlet e vê os outros como coadjuvantes no seu drama pessoal. A maior parte das pessoas não julga tudo o que você diz, numa constante avaliação do seu caráter. Mesmo quando prestam atenção, como você se sai não é tão importante para elas. Estão ocupadas pensando no protagonista do seu próprio drama: elas mesmas.

"Você tem muito menos impacto sobre as pessoas do que imagina, porque não é o protagonista da história delas", ele diz.

Simon me conta sobre uma namorada antiga que fez uma apresentação na aula de jornalismo. Pelos primeiros trinta segundos, ela ficou tão nervosa que congelou. Então finalmente balbuciou algumas frases, e saiu da sala morrendo de vergonha.

Depois, apareceu no quarto dele chorando, convencida de que seus colegas iam pensar para sempre que ela era uma idiota. Simon ofereceu então uma versão prévia do seu discurso sobre *Hamlet*.

"Eu disse: 'Ninguém está pensando em você. Estão todos pensando na sua própria apresentação, na pessoa de que gostam, nos seus problemas pessoais. Ninguém se lembra mais do que aconteceu com você. Ninguém se importa'." Aparentemente, isso a deixou aliviada.

Escuto Simon atentamente enquanto descreve a cena e penso em outras namoradas que ele mencionou ao longo dos anos, incluindo a que nunca tinha ouvido falar de Stálin ou do camarada Mao. De repente, percebo que meu marido tem um tipo: mulheres meio sem noção, incluindo eu mesma.

Quando digo isso, Simon imediatamente nega. Acho que o pego de surpresa, tanto por ter tido uma revelação quanto por ser verdade.

Minha outra revelação é que, em minha busca para ver o mundo mais claramente, não preciso depender do meu marido. Há especialistas conhecidos no mundo inteiro exatamente por isso. Alguns são médicos.

O escritor Arthur Conan Doyle era médico antes de criar Sherlock Holmes, o homem que pode deduzir a profissão de uma pessoa estudando suas mãos ou notando o elemento crucial que falta ao cenário. Quando seu companheiro, Watson, fica maravilhado com sua habilidade, o detetive o repreende, dizendo: "Você olha, mas não vê".

Outra pessoa que se especializa no campo da dedução é o dermatologista Irwin Braverman.

Na faixa dos oitenta, ele é professor emérito da Escola de Medicina de Yale. Em 1998, Braverman e um curador do museu da universidade criaram um curso para ajudar estudantes de medicina a ser mais perceptivos. Esse curso agora é obrigatório para todos os alunos de primeiro ano de medicina de Yale, e foi copiado por mais de setenta escolas de medicina ao redor do mundo. O Departamento de Polícia de Nova York e a Scotland Yard criaram suas próprias versões dele.

Tendo crescido em Boston na década de 1930, Braverman não planejava passar a vida olhando para a pele dos outros. Ele sonhava se tornar arquiteto ou arqueólogo.

"Sou uma pessoa visual", ele me diz por telefone, de New Haven. "Sempre gostei de ir a museus e olhar os quadros. Desde pequeno, me agrada observar as coisas."

A família dele — de imigrantes judeus vindos da Rússia que falavam esperanto — vetava ambas as profissões. "Meu tio disse que nunca tinha ouvido falar num arquiteto ou arqueólogo judeu. Nos anos 1930 ou 1940, era verdade. Meus pais queriam medicina, direito, administração, *talvez* jornalismo."

Quando era aluno em Harvard, Braverman gostava de trabalhar no laboratório. Então acabou se formando em medicina e mais tarde se especializou em dermatologia, porque "é 90% diagnóstico visual", ele diz. Só olhando para a epiderme de alguém é possível detectar doenças que se desenvolvem num nível mais profundo do corpo. (Quando estava na faixa dos quarenta, Braverman escreveu um livro de referência de medicina clássico chamado *Skin Signs of Systemic Disease* [Sinais na pele de doenças sistêmicas].)

Depois de anos lecionando e atendendo pacientes, Braverman se deu conta de que seus alunos eram muito bons em memorizar informações, mas observadores deficientes. Eles olhavam para slides de diversos tipos de erupções cutâneas e depois para um paciente, com o intuito de identificar uma correspondência. Mas medicina não consiste em memorizar slides. "Pelo menos uma vez por dia vejo algo que nunca vi antes", Braverman explica.

Alunos às vezes têm dificuldade em descrever lesões na pele, ou deixam passar outros sinais importantes nos pacientes. Eles podem olhar apenas para o que é flagrantemente "anormal". Ou limitam sua atenção à principal queixa do paciente, sem se dar ao trabalho de examinar todo o resto. "Às vezes há dicas nesses sinais que explicam o que realmente está acontecendo", ele diz.

Como Sherlock Holmes, Braverman acabou deduzindo o que faltava a muitos dos seus alunos, uma habilidade que um bom médico precisava ter e que ele próprio tinha desenvolvido ao longo de anos atendendo pacientes: olhar com muita atenção para uma pessoa ou uma imagem e não tirar os olhos até ver mais e mais. Não se pode apenas passar os olhos por algo. É preciso ir e voltar até ter visto tudo o que havia para ver. É um método intensivo de observação que Braverman chama de "análise visual".

Como Simon, ele também procura ouvir. "Se você escutar com atenção, deixando o paciente falar, normalmente a resposta está na história dele", Braverman me conta. "O que a pessoa está dizendo? De que maneira? O que não está falando?" Dicas às vezes surgem no fim de uma consulta, como uma consideração final, quando o paciente menciona casualmente — por exemplo — que acabou de voltar de uma trilha e espera não ter pegado carrapato.

Braverman concluiu que a solução para o desempenho ruim dos alunos não estava na medicina, mas numa antiga paixão sua — a arte. Ele começou a levar turmas de primeiro ano para ver pinturas a óleo do século XIX no Centro de Arte Britânica de Yale. Num exercício, os alunos passavam de quinze a trinta minutos olhando para um único quadro, em geral com pessoas. Então descreviam suas características para a classe. Depois, usavam o que haviam observado para interpretar o que acontecia no quadro.

Em geral, alguns alunos de cada classe não conseguem melhorar suas habilidades de observação, mesmo com treino. E alguns outros já são tão bons nisso que não precisam de ajuda. Mas a maior parte dos alunos fica no meio. Com treino, evoluem na análise visual dos quadros. E, assim, sua capacidade de observar problemas de pele melhora também.

"Os alunos saem do curso dizendo 'Me dei conta de que só olho para as coisas de modo superficial. Tiro conclusões antes de ver tudo'", Braverman conta. "Qualquer um pode se beneficiar disso. Não é algo só para médicos."

Gosto muito da ideia de que, se continuar olhando para uma coisa, você vai ver cada vez mais coisas nela. Parece ser uma característica dos quarenta. A essa altura, você já entende que não existe uma variedade infinita de pessoas, problemas e situações. Muitas delas são recorrentes. O mundo não parece tão infinito e imprevisível, ao mesmo tempo que fica mais interessante. Você olha para coisas que já viu tantas vezes e agora enxerga novas camadas.

É como Arthur Schopenhauer disse: "Os primeiros quarenta anos são o texto, e os próximos trinta são os comentários".

Ando ocupada demais para ficar encarando quadros em museus, mas levo a lição de Braverman a sério. Quero ficar olhando para as coisas até ver mais e mais nelas. Como experimento, decido observar com rigor a pessoa com quem mais tenho contato: eu mesma. Ainda não estou a fim de analisar visualmente meu próprio rosto no espelho, mas começo a fazer listas das coisas de que gosto e de que não gosto.

COISAS DE QUE GOSTO
- Improvisação
- Gols contra
- Brincos de argola
- Crouton na sopa
- Lésbicas
- Malhas
- Vestidos que vêm com cinto
- O gostinho metálico do primeiro gole de uma lata de Perrier gelada
- A palavra "bamboleio"
- A palavra "peitos"
- Banhos
- Sotaque irlandês
- Chá com leite
- O fato de uma mulher com dois phD na Alemanha ser chamada de "Frau Doktor Doktor"
- Justiça
- Piadas

- Entender uma piada em outra língua
- O fato de, num julgamento por conspiração de 1968, Abbie Hoffman ter falado com o juiz no que parecia ser uma linguagem sem nexo, mas na verdade era iídiche (ele chamou o juiz de "porta-voz da elite branca, protestante e anglo-saxã")
- O fato de que, ao mexer em documentos de Isaac Bashevis Singer, os pesquisadores da Universidade do Texas encontraram meio sanduíche
- Café de manhã
- Ter o dia inteiro pela frente
- Bolo
- Salada
- Alface no dente de alguém
- Notar que alguém rói as unhas
- Sacar que alguém é desonesto
- Perceber que a bolsa de alguém é falsificada
- Estar menos nervosa do que a outra pessoa
- Entender o subtexto, mas não dizer
- Ter tempo de escrutinar uma mulher fashion sem que ela perceba
- Unhas curtas
- Lápis afiados
- A primeira taça de champanhe
- O momento em que você para de mandar mensagem e liga
- A volta das férias
- Minha vida imaginária, em que saio com comediantes e falo palavrão
- Ter um livro excelente para ler
- Ter escrito alguma coisa
- Panquecas
- Confiança

- Comida tailandesa e cerveja
- Descobrir que a outra pessoa também é de Miami
- Uma sensação de compreensão mútua
- Cantar músicas de abertura de programas de TV com amigos

COISAS DE QUE NÃO GOSTO
- Espaços apertados
- Bolsas clutch
- Molho tarê
- Maldade
- Rejeição
- Festas surpresa
- Suspense
- Pessoas que reclamam de jet lag
- Pessoas que ficam bravas quando você erra o gênero do animal de estimação delas
- Pessoas que dizem que não precisam da natureza
- Pessoas que querem que você planeje a visita delas
- Pessoas que chegam na sua casa já pedindo a senha do WiFi
- Pessoas em quem não se pode confiar
- Injustiça
- Sofrimento
- Meus próprios preconceitos
- Casais hipsters que não são bonitos
- Casais hipsters que são
- Ateus fervorosos
- Mensagem de voz
- A palavra "meia-idade"
- Indiferença
- Pressa
- Esperar alguém que está atrasado

VOCÊ SABE QUE TEM UMA CABEÇA DE QUARENTA E POUCOS ANOS QUANDO...

- Passa 48 horas tentando lembrar uma palavra.
- A palavra era "hemorroida".
- Fica pensando o que acabou de acontecer depois de uma conversa.
- Quando fala com pessoas de vinte anos, sente nelas uma falta de confiança e experiência que não gostaria de ter que superar de novo.
- Quando fala com pessoas de sessenta, elas não sentem a mesma coisa em relação a você.
- Sabe que, quando se preocupa menos com o que os outros pensam, aprende uma quantidade impressionante de informações sobre eles.

19. Como pensar em francês

Outro assunto sobre o qual tenho me debruçado repetidamente é meu próprio país. O fato de não morar nele e de poder me comparar com pessoas de outros lugares ajuda. Começo a suspeitar que minhas questões são culturais.

Tenho uma epifania quando uma amiga cuja família mudou de Seul para a Califórnia na época em que ela ainda era pequena diz que seus pais reclamam que lhe falta *nunchi*. Literalmente, quer dizer "medida de olho" em coreano. É a facilidade de notar coisas. Quem tem *nunchi* consegue captar o que não foi dito e inferir o estado de ânimo dos outros. São boas em ler situações e pegar dicas sociais.

Não há uma tradução exata. Quando, certa noite, os filhos da minha amiga Rebecca fazem o maior estardalhaço num restaurante tranquilo, ela só olha feio para eles e manda que "olhem em volta". (Eles não olham.)

Ao que parece, é comum que pais coreanos reclamem que seus filhos criados nos Estados Unidos não têm *nunchi*. Essa habilidade, que tem inúmeros outros nomes, é muito valorizada nos países do Leste Asiático. "É a ideia de que se 'lê' a mente do outro", os psicólogos Hazel Rose Markus e Shinobu Kitayama escreveram num artigo divisor de águas de 1991, "A cultura e o ser". Isso exige "a disposição e a habilidade de sentir e pensar o que os outros estão sentindo e pensando, de absorver essa informação sem que tenham de lhe dizer qualquer coisa, e então a ajudar outros a cumprir seus desejos e identificar suas metas".

A ênfase é outra nos Estados Unidos. Em vez de se sintonizar com as pessoas, somos encorajados a nos conectar com nossos próprios sentimentos e preferências e expressá-los. "A cultura americana não assume nem valoriza uma conexão tão evidente entre indivíduos", Markus e Kitayama escrevem. Nos Estados Unidos, "as pessoas procuram manter sua independência dando atenção ao eu e descobrindo e expressando seus atributos únicos e individuais".

Isso vem desde o nascimento. Quando escrevia sobre a criação dos filhos, notei que os americanos — inclusive eu — acham que cada criança tem sua necessidade individual de sono e um gosto próprio para comida. Desconfiamos de creches porque uma instituição não pode acomodar o ritmo único e as preferências dos nossos filhos. Se uma criança pequena não gosta de arroz, laranja ou abacate, tem o direito de expressar isso. E esperamos que as escolas enfatizem essa expressão individual.

Alguns pesquisadores descobriram que, na vida adulta, as pessoas dos Estados Unidos e as do Leste Asiático de fato apreendem o mundo de modo diferente. Uma metanálise concluiu que, no geral, pessoas do Leste Asiático privilegiam o contexto, acreditando que, para entender uma situação e o comportamento de qualquer indivíduo nela, é preciso considerar a interação de todos os diferentes elementos. Como grande parte da informação é transmitida de maneira não verbal, é decisivo prestar muita atenção a dicas sutis que escapam às palavras. Em outras palavras, é preciso *nunchi* para entender o que se passa.

Por outro lado, as pesquisas mostram que os americanos tendem a ignorar o contexto. Focamos em atores individuais e suas escolhas, não no que todos os envolvidos na situação estão fazendo. E o ator individual em quem focamos na maior parte do tempo somos nós mesmos. Em vez de atentar para o estado de ânimo dos outros, nos voltamos sobre nossas preferências únicas, fazendo perguntas como "De que tipo de comida gosto?", "Qual é meu estilo pessoal?", "Me sinto pleno?".

Isso pode fazer com que algumas conversas pareçam uma sucessão de monólogos de autopromoção. Num evento recente, perguntei a uma americana o que ela fazia da vida. Ela me respondeu com um discurso de dez minutos que descrevia toda a sua trajetória profissional. A mulher estava apenas seguindo o imperativo cultural de se expressar, sem notar que todo mundo parecia entediado.

Não é à toa que os pais coreanos se preocupam que seus filhos criados nos Estados Unidos não tenham *nunchi*. Não somos treinados para escutar os outros com cuidado e captar dicas não verbais. Os franceses "com frequência reclamam que os americanos são 'chatos' e que respondem às mais despretensiosas questões com uma 'palestra'", escreve o antropólogo Raymonde Carroll em *Cultural Misunderstandings*. Um estudo americano de 2014 conduzido por um psicólogo da Universidade Yeshivá mostrou que, quando os pesquisadores cruzavam duas trocas de mensagens não relacionadas, 42% dos participantes nem notava.

Em outras palavras, minha falta de noção não é só culpa minha. Não posso nem culpar meus pais. É parte de ser americana.

* * *

Não é preciso ser do Leste Asiático para ter *nunchi*, claro. E essa é uma habilidade que vem em diferentes formas. David Ben-Gurion, primeiro-ministro de Israel, aparentemente era muito bom em ler sinais de outros países — ele tinha *nunchi* geopolítico —, mas era péssimo em ler indivíduos. (A mulher dele tinha *nunchi* interpessoal. Ela participava dos encontros e depois explicava toda a dinâmica para ele.) Uma mulher que conheci na faculdade tinha uma espécie de *nunchi* de transferência. Ela me disse que, quando passa por outra pessoa, "às vezes sinto que *sou* ela".

Meu marido inglês tem o *nunchi* clássico, e dá para ver que nossa filha o herdou dele. Quando vou buscá-la no acampamento de verão, converso com dois adolescentes que estão se arrumando para jogar bola. Parecem simpáticos, mas Bean ficava me incentivando a ir embora.

"Não percebeu que estavam tirando uma com a sua cara?", ela pergunta, assim que entramos no carro. Parece que eu confundi tirar sarro de uma mãe de meia-idade com simpatia.

Minha filha também pode ter desenvolvido essa habilidade na França. Estou começando a pensar que o país que adotei tem sua própria versão de *nunchi*, interpessoal e introspectiva. Espera-se que você consiga entender o que se passa, mas também que tenha uma compreensão muito precisa de si mesmo. Alguém que não se sai bem nessas duas coisas tem *la confiture dans les yeux* — geleia nos olhos —, e não é um elogio.

Não mudei para a França para limpar a geleia dos olhos. Vim por Simon (que por sua vez veio para escapar do preço dos imóveis na Inglaterra). Mas, depois de alguns anos em Paris, com a melhora gradual do meu francês, me dei conta de que não era por acaso que a palavra em inglês *clairvoyance* é simplesmente "clarividência" em francês. Descobrir o que está acontecendo — na família, no ambiente de trabalho, nos seus círculos sociais — e entender sua resposta a tudo isso é uma das buscas centrais da vida francesa.

Começa na infância. A educação infantil pública enfatiza a consciência dos outros. As mães dizem que sua principal técnica é observar os filhos com cuidado, para compreendê-los. Depois, elas se lançam em descrições detalhadas da personalidade deles, incluindo suas muitas características contraditórias.

As escolas francesas de ensino fundamental são mestres em nomear e ordenar experiências. Meus filhos não apenas aprendem a ver as horas; precisam definir o que é o tempo em si. Nas mãos de educadores franceses, a história da humanidade parece uma procissão ordenada de eventos. Os alunos a aprendem na ordem cronológica, da pré-história aos dias atuais, e se formam com uma noção do lugar que ocupam nos eventos humanos. A escola dos meus filhos classifica dezenas de habilidades específicas, incluindo algumas quase esotéricas, como a habilidade de "adotar distância crítica da linguagem".

Desde cedo, as crianças aprendem a detectar características surpreendentes e paradoxais. Constato que meu filho mais novo é de fato francês quando, depois de insistir para que vista um casaco, ele vira para mim na rua e diz: "Gosto de sentir um pouco de frio". Meu filho mais velho me explica que está pronto para sair do cadeirão; ele avaliou e decidiu que "é mais confortável, mas também é coisa de bebê".

Parisienses notam estímulos visuais com muito mais precisão do que estou acostumada. No cotidiano, parecem estar sempre analisando as coisas visualmente. Quando levo um pôster a um estabelecimento para enquadrar, o atendente descreve o efeito exato que cada moldura teria na imagem. Nas lojas, os vendedores não dizem "ficou ótimo" ou "prove o outro" — o tipo de comentário com que estou acostumada nos Estados Unidos. Eles dizem que certa cor de malha fica mais "luminosa" em mim, que uma bolsa vermelha é mais versátil do que a outra porque tem mais detalhes azuis, que um par de sandálias bege desaparece com meu tom de pele (o que é verdade, mas não tinha me ocorrido) e que os óculos escuros que provei "engolem meu rosto". Ninguém aqui diz que algo tem certo *je ne sais quoi*. Seria vago demais.

Franceses adultos com frequência descrevem a dinâmica social na sua vida com a mesma precisão novelesca. Estou acostumada com entrevistas de celebridades americanas em que as atrizes insistem em como trabalham duro e ainda assim são devotadas aos filhos. No equivalente francês, elas mal discutem trabalho ou filhos. Em vez disso, tentam mostrar que chegaram a uma compreensão precisa da sua mente e organizaram a própria vida para acomodar isso.

É ainda mais verdade para as atrizes com mais de quarenta. Quando a *Elle* francesa fez um perfil de Charlotte Gainsbourg depois que mudou de Paris para Nova York, ela foi muito franca sobre si mesma e sua nova vida.

"Não sou uma pessoa fácil. Não acho que sou muito aberta e não falo com facilidade", ela diz.

Aos 45, Gainsbourg explica que não fez muitas amizades nos Estados Unidos, mas tampouco socializava muito em Paris, porque "não acho que sou muito festiva por natureza". Ela diz que gasta muito tempo passeando sozinha por Nova York. "Também gosto de ser ligeiramente instável", acrescenta.

Para um leitor americano, isso pode parecer melancólico. Mas, no contexto francês, eleva seu status. É uma prova de que Gainsbourg se observa com atenção e rearranjou sua vida de maneira que corresponda a quem ela é.

É claro que um motivo pelo qual os franceses estão tão atentos a compreender o que acontece é que reconhecem que muita coisa não é dita. A cultura francesa comedida às vezes valoriza mais uma fachada elegante do que a transparência. Jean-Jacques Rousseau reclamou disso no século XVIII, apontando numa carta que "a única candura da sua educada sociedade é nunca dizer o que pensa a não ser por elogios, civilidades, duplos sentidos e meias verdades".

Rousseau não conseguiu mudar muita coisa. "Ser explícito demais pode ser compreendido pelos franceses como inocência ou falta de educação", o acadêmico francês Pascal Baudry explica.

Se isso parece confuso, é porque é. Espera-se que você se conheça a fundo, mas só revele esse conhecimento num ambiente controlado. A expectativa é de artifício em alguns contextos e precisão em outros. Há uma expressão francesa que diz: "Viva escondido, viva feliz".

Saber quando expor seu verdadeiro eu e quando não o fazer é parte importante de crescer na França e de aprender a se adaptar como estrangeiro. É crucial ser preciso entre amigos e em entrevistas para determinadas revistas. Mas anúncios de imóveis destacam apartamentos que têm *vis-à-vis*, querendo dizer que nenhum outro tem vista para dentro deles. Sua casa é privada, e é melhor que desconhecidos não tenham acesso a ela.

Depois de doze anos na França e vivendo com Simon, minha *nunchi* melhora. Agora sei dizer quando estou entediando alguém e quando provoco nojo ou desdém nelas. (Fiz um curso on-line sobre como ler microexpressões. As duas últimas são fáceis de identificar, pois são demonstradas por uma assimetria no rosto.)

Também aprendi a compensar minhas próprias limitações. Sempre que penso que um homem bonito pode estar dando em cima de mim, eu me lembro de que provavelmente é um homossexual simpático. Quando sinto que preciso emprestar meu apartamento a um novo amigo, tomo isso como uma evidência de que a pessoa em questão tem um distúrbio de personalidade.

Mais e mais, sinto que tenho certa noção do que está acontecendo. Quando Simon e eu estamos saindo do apartamento um dia, passamos por um vizinho no corredor. Ele não nos cumprimenta e corre porta adentro.

"Meio antipático", é a análise de Simon. Mas vejo de modo diferente. "Ele estava de roupão e ficou com vergonha", explico. Meu marido pensa a respeito e concorda comigo. Finalmente comecei a ver.

VOCÊ SABE QUE ESTÁ NOS QUARENTA QUANDO...

- Dificilmente alguém que conhece tem o dobro da sua idade.

- Não importa quão tarde tome café, vai morrer de fome se não almoçar antes das duas.

- Aquele amigo da escola com carinha de bebê que você achou que nunca pareceria adulto finalmente parece ter a idade que tem.

- As únicas músicas cuja letra você conhece inteira têm pelo menos vinte anos.

- A maior parte das mulheres grávidas parece jovem *demais*.

- Apesar do significado tenebroso, você passou a gostar do Dia de Ação de Graças.

20. Como fazer amigos

Uma vantagem enorme de ficar menos neurótica é que se torna mais fácil fazer amigos. Eu costumava ser o segundo tipo de cliente — aquele que precisa ver todas as opções antes de fazer uma escolha — também nas relações. No caso, em vez de precisar verificar todos os sapatos, tinha que conhecer todas as pessoas possíveis antes de me decidir de quem ia ficar amiga.

Precisei de algum tempo para aprender que, ao contrário dos tênis, as pessoas se ofendiam quando eu me mostrava muito distante. Nos quarenta, me dei conta de que é uma sorte encontrar alguém de quem realmente goste, independente de quem mais estiver à disposição.

E não sou só eu que estou ficando melhor nas amizades. Muitas outras pessoas da minha idade também estão. Isso é em parte biológico. Como estamos no auge da conscienciosidade (que inclui traços como "trabalhador" e "ordenado"), é mais fácil fazer planos com outras pessoas da mesma idade e confiar que vão cumprir suas obrigações. Até meus amigos mais excêntricos agora parecem mais responsáveis e focados.

Aos quarenta, as pessoas costumam ter uma disposição maior do que nas outras idades. E ter chegado até aqui juntos — passando pelos mesmos cortes de cabelo, músicas, tecnologias e tragédias nacionais — traz consigo uma sensação de afinidade que não existe nos vinte ou trinta.

Tudo isso junto implica que é mais fácil passar o tempo com meus contemporâneos. Na minha reunião de vinte anos de formatura do ensino médio, meus antigos colegas pareceram competitivos e um pouco frios. Não fui à reunião de trinta anos, porque estava morando fora do país. Mas, a julgar pela preparação e pela enxurrada de mensagens e de fotos descontraídas que se seguiram, o tom geral foi mais caloroso e as pessoas se trataram melhor. Elas pararam de fingir ser alguém que não eram e simplesmente procuraram se divertir na companhia um do outro. (Todos nos demos conta de que um dos maiores consolos do envelhecimento é que estamos nessa junto com os amigos.)

Se o início dos quarenta é marcado por um humor de "é agora ou nunca" e por um ligeiro pânico, no fim nos sentimos muito mais bem resolvidos. Pessoas que estavam ansiosas com a possibilidade de filhos, a busca do emprego certo ou de um parceiro adequado, ou resolveram a situação ou tiveram que se adaptar. Talvez não tenham a vida que planejaram, mas encontraram uma solução aceitável ou até começaram a gostar da sua própria vida.

Ser menos neurótico permite que vejamos quanta coisa temos em comum. Podemos acompanhar o humor do grupo, confiantes de que estamos numa experiência compartilhada. Depois de anos nos sentindo excepcionais, desconfiados e fora de sincronia, percebemos que somos bastante parecidos com outras pessoas. Saber disso é um pouco decepcionante, mas também um alívio.

* * *

Também me beneficiei da observação do modelo francês de amizade.

Nos Estados Unidos, a amizade pode surgir rápido, progredindo em algumas poucas semanas de cafés e almoços para jantares. Se alguém mora perto ou tem filhos na classe dos seus e ambos se consideram mais ou menos interessantes, é natural que se encontrem para tomar um café e iniciem um relacionamento a partir daí.

Fazemos isso onde quer que estejamos. Por um tempo, quando meu cabelo voltou a crescer depois da quimioterapia, mantive um corte parecido com o da atriz Jean Seberg. Uma americana que conheci uma noite durante esse período — e que não sabia a história por trás do cabelo — me mandou um e-mail pouco depois. "Vi você e pensei: quero conhecer essa mulher, ela parece descolada", escreveu. Marcamos de nos encontrar pouco depois.

As regras francesas são diferentes. Só proximidade não implica que haverá intimidade. Depois de dez anos, não sei nem o nome da maior parte dos meus vizinhos. Ainda uso o *vous* formal quando falo com o casal que mora ao lado. Manter as pessoas a uma distância educada e protetora — para conservar a privacidade e não criar obrigações — é uma especialidade francesa. Ninguém exige papo furado. Se não tiver vontade de falar com alguém, é só não falar.

Às vezes, os franceses fazem amigos depressa também. Mas, no geral, as relações progridem com cautela por aqui. É preciso mais do que um corte de cabelo para dar início a algo. Você pode conhecer alguém socialmente há meses ou anos e começar a gostar dele aos poucos, sem propor um encontro mais pessoal. Podem passar anos antes de um simples café.

A princípio, achei estranho esse ritmo mais lento dos franceses. Quando alguém finalmente era caloroso o bastante para sinalizar que gostaria de ser meu amigo, eu já estava ressentida pela distância mantida por tanto tempo. Desconfiava de que tinham sido clientes do segundo tipo comigo e conferido se não havia ninguém de quem gostavam mais.

Na verdade, só estavam me conhecendo aos poucos. Então aprendi que esse ritmo mais lento das amizades combina com meu estilo. Comecei a aplicar as regras francesas a relacionamentos não franceses, ainda que saiba que alguns americanos me acham indiferente por isso. Embora confie mais na minha avaliação das pessoas agora, ir devagar significa que não preciso confiar naquela primeira impressão cheia de adrenalina ou mergulhar numa amizade sem estar pronta. Posso conhecer as pessoas com o tempo e testar minhas hipóteses a seu respeito.

As regras da amizade francesa também se ajustam à minha tendência a ser franca. As amizades americanas podem envolver muito espelhamento e reafirmação. Quando um amigo enfrenta problemas e tem dificuldades, você supostamente "precisa fazer com que se sinta melhor encontrando circunstâncias atenuantes, lembrando-o de todas as suas qualidades e ajudando-o a reencontrar a confiança em si mesmo", Raymonde Carroll escreve.

Sob as mesmas circunstâncias na França, no entanto, espera-se que você fale a verdade. "Meu amigo está aqui para dizer em voz alta o que digo a mim mesmo de forma confusa", Carroll escreve. "Ele ou ela 'me dá um chacoalhão' afetuoso, sem me julgar no processo." Depois, você agradece a seu amigo pela honestidade, dizendo: "Me sinto muito melhor, sabia que era hora de deixar que me pusesse no rumo certo".

Há expectativas diferentes para a trajetória de uma amizade. Algumas amizades americanas duram, mas outras são bastante frágeis. Tomei um drinque com minha cabeleireira, e na ocasião ela me contou tudo sobre sua vida. Mas nunca mais saímos. Mesmo se chegar à fase do jantar com alguém, a amizade pode acabar abruptamente quando uma das partes muda de cidade, tem um filho ou apenas se decepciona ou cansa. (Não era à toa que eu sentia que estava sempre sendo posta à prova. Estava mesmo.) Como regra geral, esperamos equilíbrio e reciprocidade, e ficamos preocupados quando um amigo recebe mais em casa ou pede mais favores. Amigos supostamente devem estar lá para o outro, mas não pedir demais, arriscando sobrecarregar e alienar a outra pessoa.

Os franceses também podem perder contato com alguém que sai da cidade ou muda de emprego. Ainda há um risco de ruptura. Mas, em geral, uma vez que tenha passado pelo longo período de avaliação e se tornado seu *copain*, espera-se que a relação dure. Nesse estágio, os franceses dizem que conhecem a pessoa de coração. O processo de seleção foi tão extenso que você pode ter certeza de que conquistou o papel em definitivo.

Isso me parece mais seguro. É como se a amizade viesse com um tipo de posse.

Devagar, fiz amigos de verdade e solidifiquei algumas relações mais antigas. Minha ansiedade social não desapareceu, e às vezes os outros a identificam (embora ser estrangeira constitua um bom disfarce para o desconforto). Mas isso é raro agora. Hoje, quando marco de encontrar alguém e surge uma voz na minha cabeça perguntando "Sobre o que vocês vão falar por três horas? E se ela descobrir que sou péssima?", eu a silencio e vou encontrar a pessoa mesmo assim.

Confio que tenho qualidades e que não preciso ficar sempre entretendo as pessoas para que gostem de mim.

Agora que minha própria mente está mais tranquila, me dei conta de que há pessoas à minha volta com problemas de ansiedade muito maiores que os meus. Uma mulher que conheço me confessa, num almoço, que tem muito mais facilidade de lidar com livros do que com pessoas, e que a maior parte do que sabe sobre elas vem da leitura de romances do século XIX. Sempre que conhece uma pessoa, ela tenta decidir que personagem de Jane Austen a explica melhor.

Já descobri que tenho alguns requisitos básicos para um amigo. A pessoa deve ter senso de humor. (A fã de Jane Austen tem, e apesar de seu esforço contrário consegui ficar sua amiga.)

Não espero monólogos cômicos constantes ou trocas de gracejos. Alguém pode ser sério e ter senso de humor. Mas agora, quando o humor falta por completo, eu noto. Não se trata de uma qualidade trivial ou só de dar risada. Uma pessoa sem senso de humor fica presa na sua própria cabeça e não consegue se distanciar das situações ou de si mesma. Às vezes, conheço alguém que é impressionante e inteligente, mas que — por motivos que na hora nem consigo imaginar — não sinto necessidade de rever. Depois me dou conta da razão: não tem senso de humor.

Também aprendi a verificar se a outra pessoa me ouve. É uma habilidade básica, mas nem sempre presente. (Às vezes Simon comenta sobre uma pessoa mais velha: "Ele não tem problema de audição, só não escuta".)

Tendo me tornado mais relaxada com os outros, também fiquei mais desapegada. Percebi que nem todo mundo fica na sua vida. Há pessoas inesquecíveis com quem você compartilhou uma noite maravilhosa ou até alguns dias.

Agora elas moram em Hong Kong e vocês nunca mais vão se ver. A vida é assim.

Fiquei melhor em localizar membros da minha tribo. Jerry Seinfeld uma vez disse que sua parte favorita do Emmy é quando roteiristas de comédia sobem ao palco para receber um prêmio. "Você vê uns cretinos que mais parecem gnomos, uns esquisitões. E eu penso: 'Esse sou eu. É quem eu sou. Essa é a minha turma'."

Minha turma consiste em ex-desajustados que gostam de ler e escrever. E parece que há uma porção de nós. Um dia, sem motivo nenhum, propus a dois novos amigos que fôssemos viajar juntos no fim de semana. Ambos concordaram, e passamos três dias num hotel, nadando, comendo juntos e conversando até tarde. Descrevemos o que é crescer sem uma sensação de pertencimento e depois encontrar uma vida apropriada. Em vários momentos ao longo do fim de semana, simplesmente começamos a cantar.

Ao longo do caminho, há confissões. Um dos meus novos amigos revela que um sobrevivente do Holocausto o ensinou a se masturbar. (Não é nada impressionante; parece que o sobrevivente era o educador sexual da escola.) Conto aos meus amigos que, na faculdade, tive que fazer um vídeo sobre o nada, então decidi produzir um documentário sobre mim mesma. Cobri todo o dormitório entrevistando as pessoas sobre o que pensavam de mim.

Faço uma careta, certa de que meus amigos vão me julgar. Acho que fui longe demais revelando a verdade nua e crua sobre mim mesma. Mas acontece o oposto.

"Adorei! *É a sua cara!*", um deles diz com muito carinho. Me dou conta de que, embora a história não seja exatamente lisonjeira, eles gostam de mim por tê-la contado. Não se exige perfeição numa amizade, e sim mostrar às pessoas quem você é.

VOCÊ SABE QUE ESTÁ NOS QUARENTA QUANDO...

- É capaz de ouvir sem julgar.
- Não aceita mais relatos de um único lado sobre as angústias de um relacionamento ou valida com obediência as histórias dos seus amigos. Quando reconta a forma como alguém a enganou, agora acrescenta: "Do meu ponto de vista, claro".
- Não precisa mais que seus amigos gostem das mesmas coisas que você.
- Sabe que, entre pessoas de cuja companhia você gosta, há algumas que importam muito. Você de fato recorda as coisas que elas disseram. Valoriza-as e sempre arranja tempo para vê-las.
- Às vezes essas mesmas pessoas não a valorizam da mesma maneira.
- Não quer mais ficar com os populares; quer ficar com o seu pessoal.

21. Como dizer não

É ótimo finalmente ter amigos próximos. Só queria também ter tempo de vê-los.

Se há uma palavra que descreve os quarenta modernos, é "atarefados". Nunca tive tantas coisinhas a fazer. Minha lista de pendências atual tem onze páginas e contém afazeres que vão do nível "pânico" ("renovação do seguro!") ao "aspiração" ("ler Stefan Zweig") e ao "paralisante de tão assustador" ("imprimir e organizar as fotos de família"). Há e-mails sem fim para responder e cartões de agradecimento para enviar. Amigos de amigos que visitam Paris querem saber onde comer e se podemos nos encontrar para um drinque. Até mesmo a mais simples dessas tarefas requer vinte minutinhos que não tenho. E ainda há os afazeres do lar, claro.

Sei que esses são problemas de gente privilegiada. Fico feliz por tê-los. Mas o economista holandês Lans Bovenberg descreve corretamente a nova "hora do rush da vida", quando trabalho e criação das crianças colidem, e alguns ainda têm que cuidar dos pais idosos. ("Minha mãe acha que está grávida", um amigo de Connecticut conta. "Ela mora numa casa de repouso e fica dizendo: 'É um lugar horrível para criar um filho'.")

Pesquisadores chamam toda essa ocupação de "sobrecarga de papéis". Eles dizem que têm dificuldade de recrutar pessoas na meia-idade para estudos clínicos (universitários e idosos têm muito mais tempo livre). Ninguém se importa com uma crise existencial quando faz anos que nem consegue ir ao cinema.

Não posso dizer que estou lidando com isso graciosamente. Quando dou uma bronca na minha filha por ficar cantando na cozinha em vez de me ajudar a limpar, ela diz que me falta "alegria de viver" (é a tradução dela para *joie de vivre*). Fico surpresa, mas me conformo. É difícil sentir a alegria de viver quando, numa mesma manhã, tenho que lidar com o banheiro entupido, escolher um ortodontista, comprar inúmeros presentes de aniversário adequados e ainda entregar meus trabalhos em dia.

Lidar com todas essas tarefas requer uma triagem constante. Você precisa decidir o que priorizar e — o que é crucial — quando dizer não. A habilidade de recusar tudo, de levar as crianças para brincar com amigos a trabalhos freelancer, é vital aos quarenta, e sem ela você vai se afogar em conversas entediantes e no que os ingleses chamam de "administração pessoal". Assim como a ocupação constante é a marca dos quarenta, dizer não é a única defesa possível.

Percebo que sou péssima nisso quando, numa noite congelante de inverno, estou do lado de fora de uma festa organizada por uma blogueira americana que escreve sobre comida e que mal conheço.

Não quero ir. Não estou me sentindo muito bem e preferiria passar a noite com minha família. Mas tampouco quero perder a festa. E se algo incrível acontecer? E se eu disser não e a blogueira achar que a esnobei? Como não havia uma senha para a porta de entrada no convite (é assim que se entra na maior parte dos prédios de Paris), imaginei que ela morava numa mansão com porta para a rua. Não quero perder a oportunidade de ver uma mansão. E é claro que a comida será incrível.

Chego no endereço marcado no convite e encontro um típico prédio parisiense, no qual só se entra com um código. Por 45 minutos, fico na rua, espirrando e congelando. Posso ver a festa através de uma janela, mas as pessoas lá dentro não me ouvem gritando. A blogueira não atende o telefone, porque está ocupada bancando a anfitriã. Por que me convidou? Só nos vimos uma vez. Então compreendo: ela quer ser minha amiga.

Por fim, um homem sai para a varanda dela para fumar e grita o código da porta para mim. Lá em cima, a blogueira me cumprimenta, aponta para a comida de aspecto deprimente em pratos de papelão e vai embora. Os convidados são na maioria outros americanos de meia-idade com o ar depressivo daqueles cuja vida parece muito glamorosa para os que ficaram em casa, mas que na verdade ganham mal e estão decepcionados.

Uma mulher me conta demoradamente sobre o tratamento de fonoaudiologia do filho. Outra se apresenta com agressividade como An-*dre*-a, como se eu fosse a culpada por cada pessoa que tivesse pronunciado seu nome errado. Ela quer saber: "Qual é sua história?".

Pego meu casaco e vou embora sem me despedir de An-*dre*-a ou da blogueira. No dia seguinte, fico sofrendo ao pensar se piorei as coisas indo embora de repente. Devo mandar um e-mail para a anfitriã me desculpando?

"Sabe o que penso quando ouço essas histórias?", Simon pergunta. "Em como deve ser difícil ter esse monólogo interior."

Devidamente repreendida, percebo que preciso aprender a dizer sim para as coisas que quero fazer e não para aquelas que, pensando bem, eu não quero, como essa festa. Como saber qual é qual antes de decidir? E se eu perder *soirées* maravilhosas em mansões, ou disser tantos nãos que os convites parem de chegar?

Aos poucos vou aprendendo algumas lições sobre como editar minha vida, tanto em termos de trabalho quanto de lazer:

Conheça seus hábitos. Se sair para almoçar tira o trabalho do dia dos trilhos, não saia e pronto. Descubra seus intervalos de tempo livre. Quando meus filhos vão para a cama às nove, tenho duas horas antes de ir dormir. Deixar isso claro para mim mesma — em vez de estar vagamente consciente disso — me ajuda a usar esse tempo como quiser.

Tenha clareza quanto às trocas que está fazendo. O economista Tim Harford aponta que dizer sim a uma coisa significa dizer não a todas as outras que poderia estar fazendo naquele momento. "Vou fazer a resenha de um livro em vez de escrever um capítulo do meu livro? Vou dar uma palestra para alguns alunos em vez de ler um livro na cama para meus filhos? Vou participar de uma mesa de discussão em vez de conversar com minha esposa no jantar?" Ele recomenda filtrar planos futuros com uma pergunta simples: se você tivesse que fazer isso hoje, faria?

Siga seu instinto. Quando você está tentando decidir entre inúmeras opções, preste atenção em qual te anima mais e qual te deixa cansado só de pensar a respeito. (Aprendi isso com a especialista em desenvolvimento pessoal Janet Orth.) Isso nem sempre fica claro; fatores práticos podem se apresentar, e há coisas que você simplesmente precisa fazer. Mas vale a pena pesar o fator "energia" também. Tudo bem escolher a opção mais divertida, mesmo na vida adulta.

Cumpra tarefas menores na hora, se possível. Elas vão crescer em importância se demorar a fazê-las.

Pessoas — e até instituições — em geral são flexíveis. "Eu costumava me revirar para dar conta de todos os convites", me diz um professor de quarenta e poucos anos de Vermont. "Agora não faço mais isso. Percebi que há muito mais espaço para negociação nas coisas do que imaginava." Se não gosta da sugestão de alguém, faça outra proposta com a qual consiga lidar com menos estresse.

Um jornalista freelancer que conheço diz que, quando está em dúvida entre aceitar um trabalho, pede ao editor o dobro de grana. Ele percebeu que, na metade das vezes, o editor concorda, então no fim ele faz metade do trabalho pelo mesmo pagamento. E descobre o quanto a outra parte precisa dele.

Não deixe que a internet consuma sua vida. Regras ajudam. Um autor de livros infantis me diz que só responde aos e-mails às quintas. Outro escritor conta que nunca entra na internet entre nove da manhã e cinco da tarde. ("Se eu for fazer uma pesquisa, perco uma hora.")

Concentrar-se no longo prazo ajuda também. A escritora inglesa Zadie Smith arranjou um celular sem internet e instalou um software de bloqueio no computador quando se deu conta de que não queria ter 86 anos "e concluir que gastei grande parte da minha vida com o sr. Jobs, no seu universo, no seu celular, com seus aplicativos. Não quero isso para minha vida".

Priorize seu próprio projeto. Ninguém mais vai fazer isso. As pessoas chegarão com seus problemas e sugerirão que só você pode resolvê-los. Quase nunca é verdade. A menos que se trate de um caso de vida ou morte ou de um amigo muito próximo, você não precisa interromper seu próprio trabalho. Não se voluntarie para cumprir as tarefas insignificantes que consomem tempo dos outros por um sentimento de culpa. Faça favores, mas escolha quais.

Tudo bem ser um pouco impiedoso. Quando uma vizinha queria que eu lhe vendesse o pequeno closet acoplado ao meu apartamento para que pudesse ter uma banheira, fiquei agoniada. Eu precisava do closet, mas tinha certeza de que ela também precisava tomar banho. Então consultei um amigo — um homem — e ele nem conseguiu acreditar que eu estava pensando a respeito. "Eu diria: 'Sinto muito, quero meu closet'", ele disse. E eu também.

Tenha um plano. Assim é mais difícil que os outros te atrapalhem e mais fácil determinar o que deve fazer e o que não deve. O general chinês Sun Tzu disse que nada segue de acordo com o plano, mas sem um plano o fracasso é inevitável.

Diga não com doçura. Apresente sua explicação de forma honesta e completa. "Eu queria, mas tenho que trabalhar" é uma explicação perfeitamente razoável — e verdadeira. Se a outra pessoa não gostar da resposta ou duvidar dela, não há muito que se possa fazer. Às vezes elas respeitam sua honestidade mesmo quando está se recusando a algo. "Obrigada e parabéns por conseguir dizer não. Você é um símbolo de força para todos nós", uma conhecida disse depois que expliquei que estava ocupada demais para ajudar uma amiga dela.

Faça o que quer com mais frequência. Na festa de quarenta anos de um amigo, há um bufê árabe maravilhoso. Termino o primeiro prato e então digo a meu amigo parisiense Julien que gostaria de fazer mais um, mas não quero ser mal-educada. Nem todo mundo comeu ainda.

Julian me ensina então uma lição que se aplica a mais do que comida (e faz com que eu perceba que estamos ficando amigos): "Você deve fazer o que quer, o que sente vontade. Quando isso acontece, tudo fica melhor, tudo funciona". É claro que algumas pessoas nem precisam ouvir essa mensagem. Mas, para aqueles de nós que temem as menores transgressões, é libertador. As pessoas não ficam arrasadas se você não vai à festa delas. E, quando você vai, elas vão ficar felizes se gostar da comida. Quando você para de se preocupar com o fato de estar ou não ofendendo as pessoas ou quebrando regras, as coisas fluem de maneira mais natural.

Lembre-se de que isso também vai acabar. Quando perguntei a uma californiana na faixa dos cinquenta o que havia mudado desde os quarenta, ela disse que, pela primeira vez em muitos anos, tinha tempo livre. Um dos filhos havia terminado a escola e o outro estava quase lá. Ela nem sabia o que fazer.

Não vou ter esse problema daqui a dez anos. Estarei escrevendo cartões de agradecimento relativos à era Obama e fazendo um segundo prato.

VOCÊ ESTÁ NOS QUARENTA QUANDO...

- Sabe como decepcionar alguém.

- Não gasta seu tempo com pessoas que a fazem se sentir mal.

- Sabe que se alguém quer te encontrar no seu tempo livre há uma boa chance de que goste de você de verdade.

- Tem tão pouco tempo que sacrifica seu sono, mas precisa dele para dar conta de tudo. Esse paradoxo te deixa perpetuamente improdutiva.

- Sabe que a maior parte dos conflitos conjugais é causada por falta de sexo ou falta de sono.

- Sabe que uma pequena mudança em sua vida faz uma grande diferença.

22. Como controlar sua família

Conforme avanço pelos quarenta, começo a sentir que decifrei o código de muitos setores da minha vida. Paradoxalmente — considerando que acabei de passar quatro dias em Moscou dando palestras para mães —, uma área em que ainda tenho dificuldade é na criação dos meus filhos.

Agora que eles estão mais velhos e têm maior autonomia, quando devo tentar influenciá-los e quando devo respeitar suas preferências e deixar para lá? Isso aparece em questões menores. Devo insistir que meu filho mais novo experimente ovos mexidos de novo, ainda que ele ache nojento? Devo transferir um dos gêmeos para a classe do outro, porque o professor parece ser melhor, mesmo que o irmão queira ficar sozinho?

Também enfrento questões mais amplas. Eu planejava morar em diferentes lugar durante a infância dos meus filhos, incluindo os Estados Unidos. Mas eles e meu marido não querem nem saber de sair deste apartamento. Quando toco no assunto de mudar para outro país, todo mundo — inclusive Simon — se revolta. Posso ser a rainha da família, mas são quatro contra mim.

O fato de ser uma desafortunada imigrante que não pode ajudar nem com a lição de casa do quarto ano certamente não ajuda. Para melhorar meu status, levo Bean ao Salon du Livre, uma feira anual gigantesca na periferia de Paris, onde minha editora francesa tem um estande. Eles me pediram para ficar assinando livros por duas horas. Tenho certeza de que minha filha vai ficar impressionada quando conhecer meus fãs.

Ficamos sentadas numa mesa estreita e comprida com uma fileira de autores de um lado. Há uma pilha dos meus livros e uma plaquinha com meu nome.

A africana à minha esquerda está promovendo seu livro de memórias. Há um famoso médico especialista em emagrecimento à minha esquerda. Os fãs fazem fila para falar com eles.

Algumas pessoas me perguntam onde é o banheiro. Mas, em duas horas, ninguém vem comprar meu livro ou pedir meu autógrafo. Não me incomodo. Sei que alguns eventos são assim. Mas Bean fica chocada. O fato de ter vindo até aqui e ficado ao meu lado deveria implicar algo importante.

"Ninguém quer ler seu livro?", ela sussurra. Não conhecia meu status fora da família. Agora posso vê-lo registrado nos seus olhos: no mundo real, sou uma perdedora. Parece inútil tentar convencê-la do contrário.

Não estou sozinha quando sinto que não tenho nenhum poder sobre minha família. Minha amiga Florence, que tem três filhos, diz que pensa na dela como uma espécie de água-viva. Ela pode conduzi-la em certa direção, mas não consegue empurrá-la de fato ou mandar que vá aonde quer.

Meus filhos ainda não foram para um acampamento. Mas os Estados Unidos entraram na vida deles de outras maneiras. Através do meu marido não americano, eles descobriram os filmes dos irmãos Marx, que eu nunca tinha visto. Agora eles andam pelo apartamento segurando charutos falsos e cantando: "O que quer que seja, sou contra".

Eles podem não ter abraçado todos os meus interesses, mas eu abracei os deles. Passo um tempo considerável vendo futebol profissional. Quando meu filho disse que estava triste "porque Eto'o está ficando velho", eu sabia que se referia a um atacante camaronês de trinta e poucos anos.

"Qual é mesmo o nome da seleção que invadiu Moçambique?", ele perguntou recentemente.

"Portugal", respondi. "E não é uma seleção, é um país."

Tenho um *leve* poder, baseado na minha experiência de vida e na minha suposta sabedoria. Mas até mesmo esse poder com frequência é testado. Quando levo Bean para fazer o exame de admissão numa escola bilíngue, noto que está visivelmente nervosa.

"E se eu não entrar?", ela me pergunta. Me dou conta de que é o momento de agir como adulta, de dizer algo encorajador e reconfortante. Bean é difícil, então também preciso ser honesta.

"Você está preparada. E, se não entrar, não tem problema", digo.

"Não era isso que eu queria ouvir", ela diz.

"Você vai entrar? Vai se sair superbem?", digo.

Bean parece cética. Não é isso também.

"Não importa se você entrar ou não!", arrisco.

Bean me olha descontente ou desdenhosa. Ela sabe que essas frases são como arremessos livres no basquete — vou continuar tentando e torcendo para que uma bola entre.

Quando nos aproximamos da escola, penso numa resposta melhor.

"Seja você mesma!", digo. "Repita mentalmente: 'Estou bem, sou eu, estou bem'."

"Você só acha que precisa dizer alguma coisa porque é a mãe e eu sou a filha", ela diz, e é verdade.

Finalmente, pergunto: "Tá, e o que você quer ouvir?".

"Que, independente do que aconteça, vai ficar tudo bem", ela explica.

"Foi mais ou menos o que eu disse no começo."

"Eu sei."

Percebo que Bean ainda está nervosa, procurando pelo que os franceses chamam de *technique* — uma solução prática já testada para o problema.

"Foque na respiração", sugeri.

"Quando penso na respiração, começo a fazer assim", ela fala, fingindo hiperventilar.

"Se for para ser, você vai entrar", digo. Bean parece duvidar. Estou vomitando autoajuda, e ela sabe.

Quando estamos a um quarteirão da escola, ela fica alegre de repente e sai pulando pela rua. Sou lembrada de que o humor das crianças muda num instante, o que me dá uma ideia.

"Só curta a prova, se divirta", digo. Bean gosta da ideia, mas não é nenhuma novidade para ela. E não vai começar a receber dicas sobre *joie de vivre* de mim.

Quando chegamos à escola, há um bando de pais e filhos ansiosos do lado de fora. Penso em dizer a Bean que ela vai acabar com eles. Em vez disso, faço uma última sugestão: "Confie em si mesma". Minha filha me olha e, pela primeira vez, não retruca. Então alguém a chama e ela entra sem olhar para trás.

Duas horas depois, Bean volta sorrindo e diz que se saiu muito bem.

"Fiquei pensando no que você me disse", ela comenta.

No que exatamente?

"Para confiar em mim mesma", ela diz, como se fosse óbvio. E, aparentemente, Bean seguiu meu conselho.

Tenho dificuldades, mas me dou conta de que todo mundo tem. A criação dos filhos começa como um projeto concreto. Você tem uma porção de ideias sobre como moldar a criança. Mas termina com uma família que mais parece uma água-viva e que é impossível controlar. Tudo que você pode fazer é manter a água aquecida e conduzi-la na direção certa.

Comecei a seguir meu próprio conselho e a confiar mais em mim mesma. Em vez de assumir a persona da mãe, tento ser eu mesma. Aceitei que, independente de qual seja, minha história real é o bastante. Da próxima vez que meus filhos me repreendem por ter errado o gênero de um substantivo francês ("É *le réfrigérateur*, mãe"), conduzo a conversa em outra direção.

"Sabe por que vim para a França?", pergunto. "Achei que seria interessante morar em outro país. Queria viajar e viver uma aventura. E quer saber? Mesmo agora, está sendo assim."

Bean, que é muito francesa em sua capacidade de explicar as coisas, deixa seus sentimentos por mim muito claros.

"Às vezes fico um pouco constrangida com você, mas não tenho vergonha. Nunca quero que você não seja minha mãe."

Quando pergunto a ela o que quer ser quando crescer, Bean diz, como se fosse óbvio: "Talvez advogada, talvez escritora, como você".

VOCÊ SABE QUE ESTÁ NOS QUARENTA QUANDO...

- Sua reação ao ver um recém-nascido passa de "Quero um" a "Não acredito que as pessoas ainda fazem isso", terminando em "Ah, o ciclo da vida!".

- Em um ou dois anos, você se transformou de jovem mãe madura em mãe de meia-idade.

- Quando vê as fotos de uma amiga dos tempos de escola no Facebook, você a confunde com a filha dela.

- Fala palavrão na frente dos filhos, mas eles não podem fazer o mesmo na sua frente.

- Ainda usa algum método anticoncepcional, mesmo que provavelmente já não seja necessário.

23. Como ter medo

É um jantar perfeitamente normal até que alguém levanta, olha para o celular e diz: "Acho que houve uma explosão no Stade de France".

Simon não está comigo, porque está cobrindo a partida entre França e Alemanha no Stade de France. Todo mundo corre atrás do próprio celular. Digo algo que nunca disse num jantar parisiense e que ainda agora hesito em dizer: "Posso ligar a tv?".

Logo está todo mundo lendo as notícias e dizendo o nome de cafés familiares em que aparentemente houve tiroteios. Os lugares ficam no caminho para meu apartamento. Passei por um deles há mais ou menos uma hora, quando vinha para cá. Ouvimos que há reféns no Bataclan, uma casa de shows. Quando passei por lá mais cedo, para levar meu filho mais velho ao oftalmo, havia um ônibus branco gigante na frente. Fica a uma caminhada de seis minutos da minha casa, onde estão meus filhos, com a babá.

Ninguém na tv francesa — ou pelo menos não nos canais a que recorremos — sabe o que está acontecendo. Mas a cidade parece estar sob cerco. Os outros convidados verificam o Twitter e citam estimativas do número de mortes. Parece que há dezenas de reféns no Bataclan. E as pessoas dentro do estádio?

Para minha surpresa, Simon atende à minha ligação. Ele diz que as explosões ocorreram do lado de fora do Stade de France. Ele está dentro da cabine de imprensa, tuitando e dando uma entrevista para uma rádio holandesa. É um parisiense assustado, mas também um jornalista que se vê no centro da história mais importante do momento. Logo todos nós o vemos na televisão, explicando que, mesmo depois das explosões (foram muitas), a partida continuou, a torcida comemorou os gols franceses e fez até a ola.

Ele falou com nossa babá, que disse que as crianças dormiram antes de os ataques começarem e não acordaram. Como o Bataclan está cercado e há atiradores à solta, decido ficar onde estou. Simon também vai esperar para ver. Ele diz: "Nosso objetivo principal é que toda a família sobreviva a esta noite. As crianças com certeza estarão mais seguras no apartamento. Não vamos nos arriscar".

Ninguém sabe o que está havendo fora do estádio ou o que vai acontecer a seguir em Paris. Meu anfitrião italiano diz que o mesmo grupo deve ter atacado diferentes cafés. Onde será que está agora?

Um amigo de Nova York que fez um treinamento de segurança vê pelo Twitter que Simon está dentro do estádio. Por mensagem, ele me manda instruções do que meu marido deve fazer em caso de tiros. "Ele tem que ficar tão perto do chão quanto possível. Se precisar se mover, é melhor rastejar." Isso não se aplica a todas as situações; se aplica a esta? Mando as instruções por e-mail para Simon. Ele sempre acha que sou cuidadosa demais. Vai pensar o mesmo dessa vez? (Depois Simon me diz que não viu o e-mail.)

Um casal não está conseguindo localizar os filhos adolescentes. Ligo para a babá. Mando uma mensagem para meu irmão. Respondo uma mensagem simpática de um homem que só conheço do Twitter. Dois convidados recebem mensagens de textos dos ex, querendo saber se estão bem.

"É pior do que o *Charlie Hebdo*", digo para os outros. O atentado ao jornal que fica perto de casa e a um mercado kosher aconteceu há dez meses, e dezessete pessoas morreram. Ninguém responde. Aparentemente, a escala do ataque desta noite já estava clara para todo mundo.

A BBC mostra num mapa o local dos tiroteios. É basicamente um recorte do meu bairro. Não é apenas Paris que está no noticiário — é minha pequena parte da cidade, uma área que costumava ser da classe trabalhadora e que foi ocupada por "burgueses boêmios" como eu.

Os franceses estão tuitando #portesouvertes para ajudar aqueles que estão nas ruas. Parece generoso, mas arriscado. Quem abriria a porta neste momento? A polícia deu o alerta para que ninguém saísse de casa.

Meu anfitrião arranja lugares para que possamos dormir. Um casal considera se pode ir de carro para casa. Os filhos deles estão sozinhos em casa, ainda que bem. Meu marido continua dentro do estádio.

O presidente, que estava na partida de futebol, diz que as fronteiras foram fechadas. Aprendo a palavra francesa para "toque de recolher": *couvre-feu*. O noticiário diz que dezenas de pessoas podem ter morrido dentro do Bataclan. É difícil precisar em números.

Simon estava seguro dentro do estádio, mas agora ele e alguns amigos estão indo para casa, passando pelo centro de Paris. Meus filhos continuam dormindo. A babá, não. Só consigo pensar no que vou dizer a eles quando acordarem.

No fim, nem preciso contar aos meus filhos sobre os atentados. Quem faz isso é a babá. Ela passou a noite no nosso sofá e está sentada na sala quando acordam. Encontro Simon em casa também; ele veio de táxi às duas da manhã. Quando chego, estão tomando café. Mal dormi. (Depois, acrescento uma máscara e remédios para dormir à lista de itens que levo a toda parte.) Decidimos deixar as crianças assistirem a desenhos por tempo indeterminado. Paris está calma, mas temos medo de sair.

Logo descubro que conhecidos meus estiveram muito mais perto dos tiroteios do que eu. Minha amiga Carmela estava jantando em casa com as filhas quando ouviram tiros do lado de fora. Sua filha de oito anos, preparada pelo atentado ao *Charlie Hebdo*, perguntou na hora: "É um atentado?".

"Não, não pode ser, claro que não", Carmela respondeu. Então olhou pela janela e viu os corpos no chão diante do Le Carillon, o café da esquina.

Simon está lidando com o medo da única maneira que conhece: escrevendo sobre o atentado. Só sei o que sente quando leio a respeito. "Sou um pessimista", ele escreve num texto que encontro na internet. "Tenho medo de que o medo e a raiva se tornem a nova normalidade aqui. Não sei como dizer isso aos meus filhos."

Os jornais franceses começam a publicar artigos sobre como discutir os ataques com as crianças. Eles aconselham honestidade. É a abordagem de Françoise Dolto, maior referência do país em criação de filhos, que acreditava que os pais deveriam contar aos filhos a verdade em termos simples e ajudá-los a processá-la, mesmo em momentos difíceis. As crianças não precisam estar sempre felizes, ela dizia, mas precisam entender o que está acontecendo. Da mesma forma que ocorre com os adultos, entender o mundo é crítico para o bem-estar.

Há muita realidade com que lidar agora. As crianças parecem ter a mesma dúvida que os adultos: haverá mais atentados?

O caderno infantil especial de um jornal francês tenta responder: "O que aconteceu é muito triste e muito difícil. Atentados ainda são muito raros. Mas, no momento, não podemos dizer que não haverá outros".

As crianças "não vivem em Marte", o editor de outra publicação para crianças me diz. "Vivem no mesmo mundo que nós."

Bean quer sentir que não se trata de algo sem precedentes e que as crianças lidam de forma rotineira com esse tipo de coisa. Ela pergunta se é "normal" que tenha havido dois ataques terroristas no bairro em menos de um ano. Quantos atentados aconteceram perto da minha casa quando eu era pequena?

Sei que devo dizer a verdade a ela, mas hesito antes de responder que nenhum. Está acontecendo agora, com todos nós, pela primeira vez.

24. Como saber de onde você é

Logo depois dos ataques no bairro, desenvolvi um interesse fervoroso pela minha genealogia. Sempre tive curiosidade quanto às minhas origens, mas nunca havia passado muito tempo pesquisando o assunto. Estava sempre ocupada trabalhando e criando filhos.

De repente, é uma obsessão. Passo bastante tempo da semana e a maior parte dos fins de semana tentando mapear minha árvore genealógica.

Não sei bem por que o faço. Talvez seja porque há soldados patrulhando Paris e ando com medo de mandar meus filhos à escola. Nem ligo de ser chamada de "madame"; só me preocupo com a possibilidade de que meu café predileto sofra um atentado. Minha mãe anda me mandando mensagens nas quais insiste em que eu volte para os Estados Unidos. O passado parece relativamente seguro em comparação ao presente.

Os atentados também serviram como um lembrete de que, se eu quiser aprender a história da minha família, preciso começar a fazer isso. Não tenho mais avós e a geração da minha mãe está caindo em desuso. Até onde sei, nenhum dos meus parentes tem muito interesse em nossos antepassados, ou em quaisquer más notícias que possam ter sido enterradas com eles. Se eu não resgatar nossa história, talvez ela se perca para sempre.

Tive alguns ganhos no sentido de me sentir mais adulta. Agora posso identificar narcisistas antes que destruam minha vida. Mas, sem muita informação concreta sobre meu próprio passado, ainda sinto que sou uma astronauta à deriva no espaço. Passar horas em sites de genealogia é uma forma de firmar o chão sob meus pés. E, conforme aprendi, compreender suas origens é uma forma de sabedoria. Ajuda você a se situar num contexto mais amplo e mostra o material de que é feito.

Mas sempre achei o material um pouco estranho. Sou parecida com meus parentes. Mas em geral eles se casaram com pessoas da mesma região, se tornaram mercadores ou proprietários de pequenos negócios e se mantiveram nas mesmas cidades americanas — ou, em alguns casos, nos mesmos bairros — em que cresceram. Eu estudei línguas, casei com um estrangeiro e mudei para a França.

Meu desejo de ganhar o mundo é uma falha genética ou algo nos meus antepassados o explica? Nossa história não contada deixou traços no presente e em mim?

Tenho alguns pontos de partida, incluindo inúmeras páginas de anotação que fiz há alguns anos, quando entrevistei meus avós. Poucos anos antes que minha avó morresse, depois que insisti para saber se algum parente tinha ficado para trás na Rússia, ela emergiu do armário com três fotos em sépia de algumas pessoas da família. Enfiei as fotos numa pasta e as trouxe comigo para a França.

Logo descubro que meus bisavós vieram de Minsk Gubernia — que minha avó chamava de Minski Giberniya. Não era uma cidade, mas uma região administrativa que abrangia Minsk e centenas de vilarejos próximos.

A obsessão da minha família por roupas é nítida. Está no meu sangue. Encontro um gráfico na internet chamado "Ocupações da população judia de Minsk Gubernia". Ele mostra que mais pessoas trabalhavam com "produção de vestuário" do que com qualquer outra coisa. No mesmo instante, me dou conta de que três bisavós meus eram alfaiates.

Minha mãe sugere que eu entre em contato com Barry, um primo bonitão aposentado na casa dos setenta que, até pouco tempo, também trabalhava como alfaiate. Ele agora mora num condomínio na costa da Flórida. Barry e minha mãe não são próximos, mas ela diz que ele sabe bastante sobre nossa família.

Ligo para Barry, que é simpático, mas cauteloso. Ele diz que também está trabalhando na árvore genealógica da família e que posso mandar por e-mail as informações que tenho. É como se fôssemos jornalistas competindo pelo mesmo furo. Não me manda sua árvore. E, talvez para me despistar, passa bastante tempo me contado sobre o pai, um homem bondoso e também alfaiate, mas que não era meu parente de sangue.

Quando finalmente consigo uma cópia da árvore de Barry (que minha mãe encontra numa gaveta), não fica claro o motivo de tanto segredo a respeito. É um organograma de uma página que contém basicamente os aniversários de nascimento e de casamento dos filhos e dos netos dele. Não estou na árvore, nem a irmã de Barry, o que salta à vista. A "árvore genealógica" de Barry parece incluir só quem ele gosta.

Conforme ligo para mais e mais parentes, alguns detalhes negativos começam a vir à nota. Don, que só encontrei algumas vezes e trabalhava com administração na área de saúde mental antes de se aposentar, diz que está surpreso por alguém da família ter entrado em contato.

"Nenhum dos meus primos está interessado em manter uma relação", ele diz, triste. "A família meio que se desestruturou."

Don é a primeira pessoa que confirma que, como clã, temos um desinteresse peculiar na nossa própria história.

"É uma família que deixou a maior parte do passado para trás", ele diz. "Quase nega a própria história. Não a conhecem e não querem falar a respeito."

Conforme falo com mais parentes, fico impressionada com o fato de que a vida inteira de algumas pessoas pode ser resumida a uma frase ou duas. Um tio-bisavô "dançava com todas as mulheres nos bar mitsvás". A mulher dele "servia coquetéis de camarão em potes de vidro".

Essas pessoas têm sorte, porque pelo menos estamos falando delas. "Quase todo mundo na história é esquecido", diz meu marido, que parece achar minha pesquisa divertida. É duro ver que há atestados de óbito para todos os meus antepassados. Traz à tona o fato de que, uma hora, todo mundo morre. Sem exceção.

Muito da nossa história evaporou, mas deixou rastros. Minha prima Donna menciona que, em Minsk Gubernia, um das irmãs da minha bisavó Rose foi sequestrada por um cossaco e nunca mais se ouviu falar nela. Donna achava que eu já sabia disso, mas quem poderia ter me contado?

"Foi na época dos tsares", ela diz. "Era um soldado a cavalo. Minha mãe me contou. E minha avó me disse que essa irmã era muito bonita." Outra prima, Jane, diz ter ouvido a mesma história.

Minha doce avó da Carolina do Sul sabia que uma tia sua tinha sido sequestrada? Minha mãe disse que ela nunca comentou nada. Mas, da lista de parentes que minha avó uma vez me fez, posso deduzir qual tia foi: Esther. Minha avó recebeu o nome dela.

Venço as barreiras que Barry impõe mandando a ele cópias das fotografias em sépia e de uma antiga árvore genealógica feita pela minha avó, que volta cinco gerações. Finalmente convencido de que não sou uma rival, Barry logo começa a me ligar com frequência para discutir nossas descobertas.

Durante uma ligação, ele revela que ficou com os candelabros de prata que Rose trouxe consigo da Rússia. Até me manda uma foto. Foram polidos e ficam na mesa da sua sala de jantar na Flórida.

Ligo para minha mãe para contar as novidades, mas ela não está interessada na história da família.

"Pegue os candelabros!", é tudo o que diz. (Ela está convencida de que os filhos de Barry não vão se interessar por eles.)

Fico obcecada pelas pessoas nas fotos em sépia com palavras em russo escritas atrás. Minha avó disse que tinha apenas "perdido contato" com eles. Quem eram aquelas pessoas, o que aconteceu com elas? Provavelmente sou a única que se importa, e de repente sinto que cabe a mim mantê-las vivas.

"Você finalmente está interessada em história", diz Simon, que é formado nisso.

"Sim, mas na *minha* história", digo.

Ponho nossa árvore genealógica na internet e peço que os parentes acrescentem todos os detalhes que souberem. Quando cruzo as informações com um censo russo do fim do século XIX, fico bem segura de ter identificado o vilarejo da nossa família: Krasnoluki. Deve fazer pelo menos cinquenta anos que ninguém na família menciona seu nome.

Fico muito feliz e mando um e-mail com essa descoberta promissora a todos os meus primos. Ninguém responde.

O mesmo acontece quando sugiro um encontro. Ninguém está disposto a passar um tempo comigo. Na verdade, constato que em horas de ligações para vários parentes, nenhum deles fez uma única pergunta sobre mim — quantos anos têm meus filhos, o que faço da vida ou por que estou ligando da França. Se ouviram falar do meu trabalho, não mencionam.

Pensando que talvez sejam tímidos, no final de uma conversa pergunto a uma prima se ela quer me perguntar alguma coisa. Há algo que queira saber sobre mim ou minha vida?

"Na verdade, não", ela diz.

Depois de mais de um mês de pesquisa intensiva, percebo que caí no paradoxo da genealogia: estou tão obcecada com meus antepassados que tenho negligenciado as pessoas que moram comigo. Enquanto me mantive trancada no escritório entrevistando parentes e fazendo pesquisas em sites de ancestralidade, Simon esteve cuidando sozinho dos afazeres da casa e do jantar das crianças.

Isso o deixa irritado e em dúvida quanto à minha investigação amadora. Simon diz que famílias são especialistas em engrandecer histórias e deixar as partes desagradáveis de fora.

"Em toda família existe uma pessoa de 83 anos que sempre é incentivada a contar uma série de fatos nebulosos e mentiras", ele diz uma noite, quando estamos indo para a cama. "E um dia até mesmo sua narrativa é lembrada de forma nebulosa." (Ele me garante que não é verdade na família dele, de intelectuais lituanos.)

Se o que estou descobrindo é uma versão engrandecida da minha árvore genealógica, não tenho certeza de que quero saber da realidade. Quanto mais para trás vou, mais baixo é nosso status e menos glamorosos somos. Achei que pelo menos fôssemos alfaiates na Rússia. Mas Don diz que meu tataravô era "consertador".

"Ele viajava de um vilarejo a outro durante a semana e consertava as panelas e caçarolas das pessoas, então voltava para casa", Don disse. (Ele sabe disso porque, quando pequeno, morou com a filha desse tataravô.)

Não descubro nenhum ganhador de Prêmio Nobel entre nossos parentes vivos. Muitos dos meus primos são consertadores dos dias atuais: trabalham com computadores de escritório por todo o leste dos Estados Unidos.

Por sorte, descubro que a família de Simon era pouco mais ilustre que a minha. Um primo dele me diz que a maioria dos homens da família do pai não era intelectual: eles vendiam madeira.

Mas encontro um parente com quem me identifico: meu bisavô por parte de mãe, Benjamin, que chegou a Nova York em 1906, com dezenove anos. (Rose, prima e mulher dele, veio sozinha pouco depois.) Os primos da minha mãe dizem que Benjamin era um cosmopolita que via o país que adotara como uma grande aventura. "Era um homem curioso, que queria ser americano. Aprender sobre as coisas era um modo de praticar isso", Don me conta. Ele menciona que Benjamin lia o *New York Times* todos os dias e sempre carregava um caderninho para anotar observações, aforismos e piadas.

O último detalhe me dá raízes. Também carrego um caderninho por toda parte, para fazer observações sobre a França. Benjamin só é responsável por um oitavo do meu DNA, mas ouvir isso faz com que eu sinta o chão sob os pés; há uma conexão direta entre seus caderninhos e os meus.

E Benjamin gostava de ser estrangeiro. Falava muitas línguas — minha mãe disse que também era fluente em russo e iídiche. Quando chegou aos Estados Unidos, ele e Rose poderiam ter ficado perto dos parentes, em Nova York. Mas, como eu, ele queria se estabelecer num lugar completamente novo, então acabou na Carolina do Sul.

Ao contrário de mim, Benjamin emigrou porque precisava. E, apesar do seu estilo de vida americano cada vez mais próspero, ele se preocupava com o que tinha deixado para trás. Don diz que, na década de 1920, Benjamin manteve contato com a família na Rússia. Desconfio que gostaria de ter trazido todos para os Estados Unidos. Descubro que as fotos em sépia são dos irmãos de Benjamin e Rose. Uma anotação no verso, de Rachel, irmã dele, diz "Olhe e lembre" várias vezes, como se ela soubesse que provavelmente nunca mais ia vê-lo.

Benjamin manteve um contato pelo menos esporádico com a família nos anos 1930. Mas minha avó disse que, quando enviavam pacotes para os parentes na Rússia antes da guerra, ele dizia: "Vamos mandar. Esperamos que cheguem lá. Mas nunca vamos saber".

A foto sépia mais recente é de 27 de janeiro de 1938 e foi tirada em Minsk. Nela, três mulheres atraentes de meia-idade olham pensativas para a câmera, diante do que provavelmente é o fundo falso do estúdio do fotógrafo. A escrita russa atrás indica que são as irmãs de Benjamin e Rose. Elas deviam ter marido e filhos.

Benjamin e Rose já tinham quatro filhos àquela altura e haviam construído um casulo americano para si mesmos. Numa carta à minha avó, em 1936, quando era aluna da Universidade de Richmond, Benjamin escreveu: "Tudo o que queremos para você é que entre em contato com as pessoas mais inteligentes da sua idade, desfrute da vida universitária e tenha uma visão ampla da vida em geral". No P.S., acrescentou: "Vamos mandar seus pijamas pelo correio na segunda". Na minha família, roupas e amor sempre se misturaram.

Pouco depois, Esther conheceu meu avô Albert. Ele próprio me contou depois que seus pais eram imigrantes russos pouco expressivos. Numa carta de 1938 para Esther, ele se maravilha com o fato de os pais dela, Benjamin e Rose, serem positivos e alegres. Isso parece ser parte do que o atrai em Esther. "Você deve sentir muito orgulho de ter pais assim maravilhosos, naturais, divertidos. Eles agem como se continuassem tão apaixonados como nunca", ele escreveu.

Quando Esther e Albert se casaram na Carolina do Sul, em março de 1939, o *Columbia Record* nomeou Esther "a noiva do mês". O jornal relatava seus muitos chás de cozinha e o sexteto de cordas que tocou na festa. Na foto do casamento que tenho, Esther está usando um vestido acinturado ("*marquisette* branco importado com detalhes em renda") e parece brilhar de tanta felicidade. Ela e meu avô — que é alto e bonito como um galã de Hollywood — passaram a lua de mel num cruzeiro em Cuba, então se mudaram para um apartamento art déco em Miami Beach.

Benjamin também sorri na foto, mas vejo certa preocupação nos seus olhos. Provavelmente fazia um tempo que não tinha notícias dos seus parentes na Rússia. A Alemanha invadira a Tchecoslováquia algumas semanas antes. Invadiria a Polônia seis meses depois. Minsk ficava a leste da fronteira polonesa.

Cerca de um ano depois do casamento da minha avó, Benjamin morreu repentinamente em casa. O atestado de óbito cita como causa de morte "trombose coronária". Mas descubro que não é o que a família ouviu, nem mesmo da minha avó.

"Minha mãe sempre disse que os nazistas quebraram seu coração; ele era incapaz de lidar com sua falta de humanidade", Don conta. "Minha mãe e sua avó não concordavam com muita coisa, mas com certeza concordavam nisso."

Provavelmente é melhor que Benjamin não tenha vivido para ver o que aconteceu em seguida. Em junho de 1941, as forças alemãs ocuparam Minsk. Em julho, obrigaram cerca de 100 mil judeus a ir para um gueto na periferia da cidade. Entre agosto de 1941 e julho de 1942, assassinaram a maior parte dos que viviam lá.

Quando entro no site com os registros de imigração para os Estados Unidos e arrisco outra grafia do nome da minha bisavó, finalmente a encontro. Depois ela diria à filha — minha avó — que havia vindo "da região de Minsk". Mas, quando chegou à baía de Nova York, talvez com aqueles candelabros de prata cobertos por um xale bielorrusso, disse ao funcionário da imigração que era de um lugar mais específico: Krasnoluki. É o que mostra a lista de passageiros do navio.

Os judeus de Krasnoluki não foram levados para o gueto de Minsk. De acordo com os registros do Yad Vashem, em 6 de março de 1942, soldados alemães e bielorrussos reuniram cerca de 275 deles num prédio e os forçaram a caminhar até a pedreira que abastecia uma fábrica de tijolos. Esse grupo provavelmente incluía pais, crianças e idosos. Qualquer um que não conseguisse chegar à pedreira era assassinado no caminho. Assim que o restante chegou, os soldados alemães — ainda auxiliados pelos bielorrussos — atiraram em todos. Os moradores locais tiveram que enterrá-los.

Em outras palavras, foi um massacre, como o que aconteceu na casa de shows perto da minha casa em Paris, só que em maior escala.

Quando mando outra mensagem para a família falando sobre isso, já não espero uma resposta. Ao longo dos meses em que tenho pesquisado nossos antepassados, percebi que algumas das revelações que tive são importantes apenas para uma pessoa: eu. E ser adulto significa que posso, sozinha, absorver os fatos e fazer com que tenham importância. Mesmo um público de uma pessoa já é o bastante.

Quanto mais aprendo sobre meu histórico familiar, mais me apego ao casulo de coisas boas em que fui criada. Por que mencionar Krasnoluki, um lugar onde adolescentes eram raptadas por homens a cavalo, onde famílias eram levadas até a fronteira da cidade e assassinadas? O que se pode fazer a respeito? Por que não focar em vestidos de casamento, cruzeiros e aproveitar a proteção enquanto possível? Por que não dizer que veio da "grande Minsk"? Todos estavam vivendo muito bem sem saber dos detalhes, a não ser por mim.

Minha avó era uma das pessoas mais animadas que já conheci, e agora me dou conta de que também era uma das mais gratas. Estava sempre dizendo como tinha sorte. Não acho que ruminasse silenciosamente todos os parentes perdidos. Mas mantinha as fotos deles numa prateleira no armário. E soube, a vida toda, que havia um mundo paralelo e infeliz em que era possível cair. Ele tinha engolido suas tias e seus familiares. A positividade de Esther não era inocente; era uma demonstração de vontade contra aquele destino.

Minha mãe nasceu em outubro de 1941, no auge do extermínio em Minsk. Finalmente, o pano de fundo — e a própria existência dos nossos parentes assassinados — desapareceu. O que minha mãe herdou foi uma necessidade urgente de ser positiva, e uma sensação de que fazer o contrário era perigoso. Ela aprendeu que nunca se deve discutir a coisa em si, ou chegar perto disso. É melhor se ater à superfície e manter as más notícias à distância, porque sempre há algo horrível espreitando.

E então eu nasci. E não conseguia entender por que não falávamos sobre as coisas. Minha avó sempre me dizia que tinha certeza de que eu escreveria um livro um dia. Talvez torcesse para que fosse este.

Agora que conheço a história da minha família, quero ter algum registro físico dela. Quando Barry me liga para contar outra história sobre seu pai, crio coragem de perguntar sobre os candelabros. Digo que significaria muito para mim ter algo que minha bisavó trouxe consigo de Krasnoluki há mais de cem anos.

Ele fica quieto do outro lado da linha. Com o silêncio, tenho a impressão de que provavelmente não vai concordar. "Você plantou a semente", Barry diz. "Vou pensar."

VOCÊ SABE QUE ESTÁ NOS QUARENTA QUANDO...

- Seus pais aposentados te ligam pelo Skype no seu horário de trabalho esperando ter uma longa conversa.

- Não os culpa mais por suas falhas.

- Há certos membros da família com quem não fala mais — não porque esteja bravo, mas porque se deu conta de que simplesmente não gosta deles.

- Agora há uma única geração que se espera que morra antes da sua.

- Essa geração é a dos seus pais.

- É evidente que ninguém se preocupa se você se sente um adulto. Só por estar aqui há tanto tempo, você já é um.

25. Como continuar casado

Estou ansiosa para contar a Simon tudo o que descobri sobre meus antepassados e minha família. Finalmente decifrei meu código pessoal.

Mas ele não está interessado. Não tem dormido muito recentemente, então prefere desanuviar à noite. Quando começo a falar antes de ir para a cama, ele me interrompe. "Nada de novidades depois das dez", diz.

Costumava ser pior. Na nossa festa de casamento, há dez anos, um senhor inglês me encontrou amuada num canto e explicou que Simon e eu estávamos em meio a uma CEC — uma cena emocional chocante. Não temos mais CECs. Aos quarenta, os embates épicos parecem cansativos e sem sentido. Você e seu parceiro conhecem seus rituais tão bem que podem atravessá-los num décimo do tempo.

Mas surge outro problema: nenhum dos defeitos do seu parceiro foi resolvido. As discussões são mais curtas, mas você fica embasbacado e irritado ao ver que ainda são sobre as mesmas coisas. Então me surpreendo quando, num almoço, minha amiga francesa Claire me diz que seu marido não tem defeitos.

É estranho. Conheço mais ou menos o marido dela, e poderia listar cinco ou seis coisas erradas com ele. E Claire não é exatamente flor que se cheire: é uma das pessoas mais teimosas que conheço.

Mas outra amiga que está almoçando conosco conta que um namorado francês costumava dizer algo parecido dela. "Ele jurava que amava todos os meus defeitos."

Fico intrigada, mas sou cautelosa. Há muita gente divorciada na França. Embora o namorado talvez amasse os defeitos da minha amiga, eles tinham terminado. Mas ainda há uma lição aqui. Existe algo na abordagem francesa dos relacionamentos amorosos que pode nos ajudar, Simon e eu?

Fui criada com a ideia americana moderna do casamento da autoexpressão. Ela é relativamente nova. Até a década de 1850, a maioria dos americanos casava para ter suas necessidades básicas atendidas. Juntos, você e seu cônjuge podiam cultivar seus alimentos e manter os intrusos afastados, dizem os pesquisadores liderados pelo psicólogo Eli Finkel.

A industrialização mudou isso. Ninguém precisava mais costurar as próprias roupas ou bater sua manteiga, então passou a ser possível casar por motivos "sentimentais", como amor, paixão e uma sensação de pertencimento.

A "era da autoexpressão" começou em meados dos anos 1960, e ainda estamos nela, escreve Finkel. Ainda escolhemos parceiros por amor e pertencimento, e para dividir o aluguel, mas também esperamos que ajudem a preencher nossas necessidades em termos de desenvolvimento pessoal, autoestima e "compreensão mútua".

Quando casei, assumi esse modelo de desenvolvimento pessoal como dado. (Embora minha estratégia fosse casar com alguém já realizado pessoalmente e passar anos pedindo conselhos a ele.) O antropólogo francês Raymonde Carroll escreve que a visão americana do cônjuge é uma mistura de terapeuta e animador de torcida caseiros, que deve "me encorajar a me superar e apoiar meus esforços". Da mesma forma, "eu devo encorajar o outro nos seus empreendimentos mais malucos, ainda que seja o único a fazê-lo, se isso o deixar feliz".

Um casal americano é uma unidade social. Ambos esperam ser convidados juntos e não passam muito tempo separados por vontade própria. No contexto americano, Carroll escreve, "não convidar meu cônjuge é uma recusa, uma rejeição, a mim".

Quando dá certo, é ótimo. Os melhores casamentos "autoexpressivos" são ainda mais recompensadores que os da era anterior, escreve Finkel. Mas para se realizar pessoal e mutuamente é preciso passar muito tempo focados juntos. Graças em grande parte à longa jornada de trabalho e às demandas da criação intensiva dos filhos, os americanos passam muito menos tempo sozinhos com o cônjuge do que antes. E, durante esse período, estão mais estressados e distraídos com telas.

O modelo do desenvolvimento pessoal não perdoa fácil. Se seu parceiro não estiver ajudando na sua realização pessoal, é seu direito deixá-lo. Uma californiana me disse certa vez, sem se abalar muito, que ia se divorciar do marido porque "não sou a melhor versão de mim com ele". Os amigos e a família consideraram o argumento perfeitamente válido.

Suponho que todo mundo quer estar num relacionamento que contribua para sua realização pessoal. Quando descrevo a ideia a amigos franceses, eles a consideram bizarra.

"Só dependo de mim mesma em termos de desenvolvimento pessoal", diz Delphine, uma cientista com dois filhos adolescentes.

Ela ama o marido e se diz realizada, mas eles não estão envolvidos na vida profissional e social um do outro. Quando nos encontramos para tomar café num fim de tarde, ela diz que depois vai ver uma peça com outra amiga. Faz isso com frequência, já que o marido não gosta de teatro.

"É quase como se levássemos vidas paralelas, em termos de interesse e desenvolvimento pessoal", Delphine diz. "Não conto muito do que faço ou do que gosto, nem ele, porque é muito intenso em relação ao trabalho, e eu não me interesso muito pelo que faz."

Os dois nem têm muitos amigos em comum. "Compartilhamos a vida cotidiana mais do que interesses", ela diz. "É engraçado dizer em voz alta. Mas acho que gosto disso."

Delphine quer realização pessoal. Tem muitos planos e projetos, é ambiciosa em termos profissionais. Mas, como outros franceses de classe média com quem falo, não acha que seu parceiro tenha um papel muito relevante nisso. O crescimento pessoal é um objetivo próprio, não a principal função do seu casamento. Ela é cética quanto a casais que fazem tudo juntos, notando: "Eles são uma entidade por si só, e você se sente um pouco excluído".

Então para que os casais franceses precisam um do outro? Em vez de ser o motor da realização pessoal do cônjuge, eles se veem como duas peças de um quebra-cabeça que podem se encaixar ou não. E, para saber qual é o caso, é preciso conhecer a si mesmo e a outra pessoa em detalhes.

Em geral, as explicações francesas para o fracasso de relacionamentos parecem depender menos de julgamentos morais como "ele foi um babaca" e mais de descrições específicas dos motivos exatos pelos quais duas personalidades entraram em choque.

Praticamente toda celebridade francesa de certa idade parece ter um ex-marido que ela foi percebendo ao longo do tempo que não *combinava* com ela. "Eu precisava encontrar um homem com um lado feminino que fizesse meu próprio lado feminino ressoar", explicou a apresentadora de talk-show Alessandra Sublet.

Para saber o que combina com você e o que não combina, é preciso conhecer em detalhes as características do seu parceiro. De fato, a abordagem francesa dos relacionamentos amorosos é similar à da criação dos filhos. Assim como se espera que você observe seu bebê com todo o cuidado, para conhecer seus hábitos e suas preferências, espera-se que você observe seu parceiro com atenção. Como o dermatologista Irwin Braverman sugeriu, é preciso olhar para alguém até ver mais e mais.

Em francês, as pessoas costumam ser descritas em termos de *qualités* — qualidades — e *défauts* — defeitos. Mas acredita-se que as duas coisas estão fortemente ligadas. Seus *défauts* são o outro lado das suas *qualités*. Sempre há o risco, ou a possibilidade, de um se transformar em outro.

Delphine diz que o principal defeito do marido é o fato de ser um *rêveur* — um sonhador (Simon provavelmente ia chamá-lo de fantasista). Ela fica frustrada por ter que ser aquela que paga os impostos e as contas, além de lidar com as outras tarefas administrativas da casa.

Esse mesmo *défaut* também é uma de suas *qualités*, ela diz. Como sonhador, "acho que ele traz muita fantasia, especialmente à vida dos nossos filhos". O marido dela ama histórias em quadrinhos e animações, às quais assiste com os meninos. "Acredito que, se tivessem sido criados apenas por mim, seria chato", Delphine diz. "Nossas diferenças fazem bem aos nossos filhos."

De fato, os franceses não acreditam em se apaixonar apenas pelos pontos fortes de alguém, ou por estar próximo de um ideal imaginado. Você ama outra pessoa por sua mistura única de *qualités* e *défauts* — que na verdade não são coisas separadas e, juntas, formam o *caractère*, a personalidade. Em outras palavras, você se apaixona por uma combinação específica de traços. E os defeitos são uma parte integral do todo.

É claro que os franceses também podem ser inflexíveis quanto ao que aceitam numa pessoa. Eles são muito duros em termos estéticos. Pessoas obesas às vezes nem conseguem encontrar trabalho. E há ideias bem rígidas sobre a melhor maneira de fazer as coisas. Praticamente o país inteiro senta-se para almoçar à uma. Uma americana disse que, quando deu um jantar em Paris e tentou servir toda a comida de uma vez, como se fosse um piquenique, os convidados franceses organizaram a comida na sequência em que estavam acostumados, comendo o queijo e a salada só ao final.

Mesmo assim, os franceses podem ter uma mente surpreendentemente aberta. Eles tendem a achar que todo mundo é digno de amor, mesmo que tenha muitas imperfeições, apenas por ser um indivíduo único. (Na França, "até as pessoas mais horrorosas — criminosos, assassinos e afins — podem ter amigos", escreveu Raymonde Carroll.) Não é só a mistura de *qualités* e *défauts* do seu parceiro que você está disposto a aceitar — é a de todos.

Em outras palavras, quando minha amiga Claire me disse que o marido não tinha defeitos, ela não queria dizer que não havia nada nele que a irritava. Queria dizer que via o lado bom de cada *défaut*, de modo que eram apenas uma parte do pacote que ela amava — e, portanto, não pareciam defeitos de fato.

Decido tentar o mesmo com Simon. Talvez seja a chave para manter o casamento aos quarenta. No momento, estou apaixonada por suas *qualités*, mas seus *défauts* me deixam louca. Sei, de modo geral, que por um lado ele é muito esperto e intuitivo. Também sei que não sabe abrir uma lata, nunca joga fora um jornal e sempre que algo dá errado acredita que será para sempre.

Mas prestei atenção, de forma específica, íntima e meticulosa, em como ele realmente é? Tentei estudá-lo, olhando-o de novo e de novo, até ver mais e mais? Na verdade, não. Passei pela superfície, me alternando entre vê-lo como um grande intelectual e uma criança rabugenta e incompetente.

Nunca considerei que seus traços positivos e negativos poderiam estar relacionados, ou que poderia amá-lo não apesar de seus defeitos, mas por causa deles. Por que não tentar e ver o que acontece? Talvez esse pequeno ajuste faça uma grande diferença.

Começo a avaliar Simon e a ouvir com cuidado o que ele fala. Se um homem diz o que ele quer no primeiro encontro, talvez Simon ainda me diga isso catorze anos depois.

Logo vejo que praticamente todos os seus *défauts* correspondem às suas *qualités*. Sim, nossa casa está sempre cheia de livros e jornais, mas isso porque ele ama ler e escrever. Não é uma constatação de fazer a terra tremer, mas reconsiderá-la torna mais fácil tolerar as pilhas de papel na nossa mesa de jantar.

Quando acidentalmente o acordo cedo uma manhã, Simon acredita que vou fazer isso pelo resto da vida (penso nisso como seu modo "falácia da bola de neve"). Mas o mesmo modo indica que, como colunista, ele pode olhar para as circunstâncias e extrapolá-las para o futuro.

Todos os aspectos de sua personalidade parecem andar lado a lado. É verdade que Simon não consegue cumprir tarefas práticas básicas. (Uma vez, quando não conseguiu acender um fósforo, tive que acender as velas do meu bolo de aniversário na cozinha e então correr para a mesa para que ele pudesse levá-lo até mim.) Mas, enquanto a maior parte aprendia a encher bexigas ou embalar as compras direito (ele põe os morangos embaixo), Simon estava lendo. Quando pergunto sobre a guerra na Bósnia, meu marido me apresenta uma explicação lúcida de todo o conflito na mesma hora.

Não acho que Simon tenha necessidades em termos de crescimento pessoal. Nosso apartamento cheio de livros parece muito com a casa em que cresceu, e meu marido tem praticamente os mesmos valores e a mesma visão política dos pais dele. Nas fotos de quando era bebê, Simon já tem quase o mesmo rosto de agora.

Ele tampouco está numa jornada de autodescoberta. Sempre que menciono a possibilidade de fazer terapia, meu marido cita um romance inglês em que uma mãe se recusa a deixar que o filho descreva seus sonhos. "Só existe uma coisa mais chata do que ouvir os sonhos de outras pessoas: ouvir os problemas de outras pessoas", a personagem diz.

Mas então descubro que Simon tem, sim, necessidades. Quando o ouço com mais atenção, por fim me dou conta de que está me dizendo mais ou menos a mesma coisa há catorze anos: *quero trabalhar*. É quase um mantra. Ele diz isso em diferentes graus de frustração e raiva. Não precisa que eu participe do seu trabalho, só que saia do caminho e cuide um pouco das crianças. Por sorte, nunca o forcei a ouvir meus sonhos. Mas o mantive tão ocupado com minhas necessidades de crescimento pessoal que não sobrou muito espaço para ele.

Entro na internet e leio algumas colunas de Simon. Parece que as informações básicas sobre a psique do meu marido estão disponíveis on-line. Num artigo para uma revista masculina, ele descreve sua semana perfeita: "Você acorda de novo ao meio-dia, na cama com Scarlett Johansson. Uma hora, vocês acabam saindo para tomar um brunch demorado enquanto leem o jornal. Em sua indolência, você se pergunta o que vai fazer à tarde... Por volta da hora do almoço, quando Scarlett se despede, seu celular toca. É Salma Hayek". Simon ama nossa vida e nossa família. Mas, ao contrário de mim, ele sempre vê as oportunidades perdidas. Aos quarenta, está tentando aceitar o que tem.

O fato de que nunca tenhamos discutido nada disso me preocupa. No modelo americano, os casais valorizam a transparência, acreditando que pessoas em relacionamentos saudáveis não deveriam guardar segredos. Mas noto que, na França, os casais acreditam que um pouco de distância e mistério revigora uma relação. Uma amiga francesa me diz que ela não conta ao marido tudo o que acontece no trabalho, para poder surpreendê-lo com essas histórias quando estão com amigos.

Pratico essa *technique* também. Quando acompanho um dos meus filhos num passeio escolar, uma menina da classe dele me explica, do nada, que seus pais se separaram e que a mãe — cujo nome é Élodie — casou com outra mulher chamada Élodie. "Então tenho duas mães chamadas Élodie", ela diz.

É o tipo de história que eu contaria a Simon no mesmo instante, ou pelo menos antes das dez da noite. Em vez disso, eu a guardo, e a conto num jantar com amigos na semana seguinte. Simon não fica embasbacado com a história das duas Élodies. Ela não me envolve numa aura de mistério. Mas pelo menos narro algo que ele ainda não ouviu.

No fim do dia, acho que ele gosta da nossa história. Como peças de quebra-cabeça, não nos saímos nada mal.

VOCÊ SABE QUE ESTÁ NUM RELACIONAMENTO ENTRE PESSOAS DE QUARENTA E POUCOS ANOS QUANDO...

- Mente a idade do seu cônjuge.
- A história de como vocês se conheceram parece uma fábula.
- Você costumava gostar só de algumas fotos de seu casamento. Agora gosta de *todas*, porque parece jovem nelas.
- Faz muitos anos que você não é convidada para um casamento.
- Pelo menos cinco pessoas que foram ao seu estão mortas.
- Se dá conta de que "alma gêmea" não é uma condição preexistente. É um título que se merece ou não. Alma gêmea é algo construído com o tempo.

Conclusão: Como ser uma *femme libre*

O conceito de *femme libre* — a mulher livre — é muito disseminado na França. Assim que conheço esse termo, começo a ver isso em toda parte.

"Quando foi a última vez que se sentiu *libre*?", uma revista feminina francesa pergunta a uma celebridade diferente toda semana. Uma atriz de 39 anos diz ao *Le Monde* que agora interpreta personagens mais complexos, não só a loira bonita, e "me sinto mais *libre*, menos como se estivesse mancando. Não preciso mais disfarçar quem eu sou".

Há algumas *femme libres* jovens, porém a maioria tem cerca de quarenta anos ou mais. Aos sessenta, a atriz britânica Jane Birkin é "uma *femme libre* que sempre propagou sua independência e sua franqueza", um editorial da *L'Express Styles* explica. Aos setenta, Catherine Deneuve é "capaz de tudo e está mais *libre* que nunca, continuando a surpreender", diz a *Vanity Fair* francesa.

Os homens também podem ser *libres* na França, e são elogiados por pensar livremente. Mas *homme libre* não tem a mesma ressonância cultural. É mais usado para se referir àqueles que acabaram de sair da prisão.

Enquanto isso, conto dezenas de livros franceses — incluindo muitas autobiografias e biografias — com *femme libre* no título. Quando certo tipo de mulher morre — com frequência escritora, ativista política ou artista famosa — é praticamente certo que os jornais vão proclamar "a morte de uma *femme libre*".

Apesar da onipresença do termo no país, há pouca discussão sobre seu significado. Imagino que tenha origem política. Um panfleto de 1832 intitulado *La Femme libre* se arriscou a proclamar que as mulheres não deveriam aceitar ordens dos maridos. Quando Simone de Beauvoir publicou *O segundo sexo*, em 1949, o termo já tinha se ampliado para descrever uma mulher com opiniões rigorosas em assuntos da época. Ela não é frívola. "Uma mulher livre é o oposto de uma mulher leve", Beauvoir escreveu.

Hoje, "mulher livre" não precisa ser algo político. Está mais perto de um espírito livre, embora sem as conotações new age. Na França, é comum dizer que os vinte e os trinta anos de uma mulher são o período em que fazem o que se espera delas. Mas, aos quarenta, ela se "liberta", fazendo o que realmente quer.

A apresentadora de jornal Claire Chazal, que está na faixa dos sessenta, diz que sua vida amorosa — incluindo um relacionamento com um homem muito mais jovem — expressa sua *liberté*. "E o desejo de ser autônoma e fazer o que quero, talvez com certo egoísmo."

Há uma crença anglo-americana de que você se torna mais livre à medida que envelhece, mas não é a mesma coisa. É mais extremo. A inglesa ou americana de espírito livre pode dizer que abandonou totalmente os códigos sociais, ou que não se importa com o que os outros pensam. No popular poema "Warning", de Jenny Joseph, uma mulher diz que, quando ficar mais velha, vai comer linguiça, cuspir, cair em qualquer lugar quando estiver cansada e, notoriamente, usar roxo.

Isso pode ser libertador, mas não parece algo pelo qual esperar ansiosamente. É como se o mundo tivesse decidido que você é irrelevante, então você joga tudo para o alto e começa a usar roxo.

A *femme libre* francesa é uma mistura de liberdade e convenção. Ela pode fazer escolhas impopulares e pensar por si mesma, mas não abandona todos os códigos sociais ou a si mesma. (As mulheres francesas descritas como *libre* com frequência são muito elegantes, embora não tenham que ser.) A liberdade da *femme libre* é mais interna. Ela conhece sua própria cabeça com bastante precisão e organizou sua vida de forma inteligente para atender às suas necessidades. Sente que ainda tem um lugar no mundo, mas não usa roxo.

E, embora o tempo "livre" da vida seja citado no mundo anglófono, não é venerado como na França. Não tem um nome próprio ou vem com tantos modelos. Quando o economista francês Dominique Strauss-Kahn foi acusado de assediar sexualmente a camareira de um hotel, sua esposa — a famosa jornalista Anne Sinclair — defendeu sua escolha de ficar com ele.

"Não sou santa nem vítima, sou uma *femme libre*", ela disse à *Elle* francesa. "Me sinto livre em meus julgamentos e em minhas ações, e tomo decisões completamente independentes." Ela também era livre para mudar de ideia, e o casal se separou depois. Em 2015, foi lançada uma biografia chamada *Anne Sinclair: Une femme libre*.

É como se houvesse um outro estágio de desenvolvimento adulto a que as mulheres aspiram aqui na França. E são celebradas por atingi-lo. Quando ouço um entrevistador perguntando a uma jovem cantora na rádio, certa manhã: "Como gostaria que as pessoas descrevessem você?", posso adivinhar o que vem a seguir. "Não sei, mas imagino que como uma *femme libre*." Na França, se tornar *libre* é um ideal feminino.

Há algo de muito adulto na "mulher livre". Ela tem dignidade e senso de propósito. Confere importância às coisas. E, ainda assim, não se leva muito a sério. Sente-se confortável com seu próprio corpo e sabe como experimentar o prazer.

Não é algo ruim a que aspirar, mesmo não sendo francesa.

Ainda não sou uma *femme libre* (gosto de pensar que é porque sou nova demais para isso), mas fiz alguns avanços. Não me importo mais de ser chamada de "madame". Já me acostumei. Quando apareci num café da manhã a trabalho esses dias, era a pessoa mais velha ali, com a diferença de mais de uma década. Mas, em vez de me sentir muito autoconsciente, lembrei a mim mesma de estar confortável com minha idade e me apropriar dela.

No íntimo, ainda sou uma americana. Não consigo me imaginar tirando a cinta-liga no carro antes de voltar para meu marido, como aquela avó de sessenta anos de quem falei. Mas isso em parte porque não tenho carro, e porque meu marido nunca notaria minhas meias finas. Também tenho dificuldade de me imaginar com sessenta. Mas estou determinada a ser livre num sentido muito importante: decidir por mim mesma como quero envelhecer. E parte disso, espero, significa aceitar que o corpo em que estou é meu.

Aos quarenta, passei a ver a mim mesma com mais clareza. Agora aceito que meu cérebro precisa de tempo para se aprofundar nas coisas. A CIA ainda não tentou me recrutar.

Mas me tornei o primeiro tipo de cliente em muitas partes da minha vida (exceto, talvez, quando de fato vou fazer compras, porque continuo a rainha das devoluções). Agora, quando encontro uma pessoa, um lugar ou um trabalho de que gosto, fico satisfeita e me apego a ele.

Como muitos dos meus contemporâneos, já não desejo ser outra pessoa, com talentos ou uma criação diferentes. Cresci em lojas de departamento? Meus pais não discutiam política e filosofia no jantar? E daí? Aprendi a extrair lições do que me era dado e a apreciar a estabilidade, a especificidade e o calor da minha família. Como a editora brasileira me disse: *Respeite o trabalho.* Continue mudando. Cresça com ele. Isso é maturidade.

Hoje sei que pessoas criadas por professores têm problemas também. ("Era uma conversa sem fim sobre o socialismo", uma filha de acadêmicos me contou sobre sua infância.) Simon recentemente admitiu que, quando era pequeno, havia longas discussões à mesa do jantar sobre história e ideias, mas também brigas constantes sobre quem havia feito o que a quem na família.

Schopenhauer estava certo quando disse que os primeiros quarenta anos fornecem o texto. Na meia-idade, temos uma quantidade crítica de informações e alguma distância. Podemos olhar com atenção para nossa vida e ver mais e mais nela. Só que o mesmo escrutínio revela o quanto temos em comum com outras pessoas. Podemos compartilhar nosso humor e uma refeição com muito mais facilidade. O que torna isso mais divertido também.

Percebi que, como eu, quase ninguém compreende uma idade quando ainda está nela. Sempre haverá alguma demora. Mas tendo agora passado pela maior parte dos quarenta, acho que sei o que significa ser adulto:

- É ser você mesmo com outras pessoas.
- É mantê-las à distância que quiser.
- É se preocupar com os outros.
- É amar quem são e seus defeitos.
- É ser bom em alguma coisa.
- É transmitir o que você valoriza e conhece.
- É ser honesto.
- É ser admirado.
- É entender o que está se passando e nomear.
- É conhecer seus pontos cegos.
- É ser um pouco sábio.
- É fazer quem você queria ser e quem você é se fundirem.
- É encontrar sua tribo.
- É decidir por si próprio o que importa.
- É parar de pensar que adultos estão vindo para explicar tudo e salvar você.
- É improvisar.
- É reagir a uma oportunidade ou crise.

Esses são estágios para se tornar um adulto. No começo, você definitivamente não é um adulto. Então finge ser. Depois tem certeza de que não existem adultos e de que eles não passam de um mito. E então, por fim, talvez aos quarenta, percebe que é um.

Não é nem um pouco como você imaginou. Não é uma questão de saber tudo, de ser onipotente, grandioso. É algo humilde, pequeno e sólido. Mas, finalmente, parece você. E, nesse exato momento, você percebe que é a melhor idade de todas.

VOCÊ SABE QUE ESTÁ NO FIM DOS QUARENTA QUANDO...

- Ninguém nem se finge surpreso quando você revela que tem três filhos.
- Já foi a inúmeras festas de cinquenta anos.
- Os amigos começam a comentar que gostariam de se aposentar.
- Começou a se perguntar onde vai morar quando seus filhos saírem de casa.
- Já não considera cinquenta anos velho.
- Uma sensação de bem-estar surge em você.
- Pequenas decisões ainda podem ser paralisantes.
- Há momentos em que você se sente tão insegura quanto aos vinte e poucos.
- Sente que os anos passam num piscar de olhos, como as estrelas num filme de odisseia no espaço.
- Não consegue fazer um relato completo da última década.
- Ainda sente que é o "seu dia".
- Percebe que, muito em breve, vai considerar que quarenta anos é jovem.

Agradecimentos

Antes de escrever este livro, fui a um vidente.
"Vejo esse livro fluindo naturalmente de você", ele garantiu.
Não fluiu. O projeto de dois anos levou quatro. Acabei passando boa parte dos quarenta tentando descrever como são os quarenta.
Minha editora, Virginia Smith Younce, não apenas tolerou esse processo como abraçou minha luta. Obrigada, Ginny, por seu incansável entusiasmo, por sua confiança e seu senso comum sobrenatural.
Sou muito grata à encarnação do adulto Ann Godoff, da Penguin Press, à infinitamente sábia Marianne Velmans da Transworld e à minha agente e leitora favorita Suzanne Gluck.
Da Penguin Press, também agradeço a Scott Moyers, Gail Brussel, Sarah Hutson, Matt Boyd, Tricia Conley, Darren Haggar, Christopher King, Karen Mayer, Caroline Sydney e à heroica Sharon Gonzalez.
Muito obrigada a Trish Hall, do *New York Times*, que cuidava da coluna que se tornou este livro, e Honor Jones,

James Dao e James Bennet, que deixaram que eu me afastasse um pouco de outros textos para terminá-lo.

Também sou grata a Tracy Fisher e Andrea Blatt da WME, Joanna Coles e Anne Fulenwider da Hearst e Abigail Pesta.

Muitos especialistas me cederam seu tempo com toda a generosidade, incluindo Stanley Brandes, Irwin Braverman, Vivian Clayton, Igor Grossmann, Douglas Kirsner, Margie Lachman, Walter Mischel, Andrew Scott e Marcello Simonetta. Obrigada.

Ninguém escreve um livro sozinho. Anna LeVine Winger e Adam Kuper me deram um feedback inestimável sobre o manuscrito e a confiança para finalizá-lo. Ken Druckerman ofereceu conselhos e encorajamento em momentos-chave. Leah Price olhou para uma bagunça de ingredientes e me garantiu que um dia eles dariam uma sopa. Benjamin Moser e Rachel Donadio: vocês vão muito além como amigos e leitores.

Tenho a sorte de estar sempre ao lado de Adam Ellick, Nancy Gelles, Andrea Ipaktchi, Florence Martin-Kessler, Valerie Picard, Lithe Sebesta e Eric Van Dusen.

Merci a Alice Kaplan pelo apoio moral e a Natasha Lehrer por sua ajuda com as traduções. Agradeço também a Nathalie Amzallag, Noga Arikha, Donald Aronoff, Benjamin Barda, Philippe Benaroche, Erik Bleich, Sophie Bober, Jaime Bruck, Ingrid Callies, Linna Choi, Jason Domnarski, Marsha Druckerman, Shana Druckerman, Steven Fleischer, Marie Fontana-Viala, Andrew Gaines, Sharon Galant, Mark Gevisser, Marie Gossart, Hermione Gough, Ron Halpern, Laure Hekayem Bienvenu, Natacha Henry, Amanda Herman, Jane Kahn Jacobs, Renée Kaplan, Julien Karyofyllidis, Ruth Kuper, Danièle Laufer, Douglas Lavin, Mathieu Lefevre, Dietlind Lerner, Sabine Le Stum, Suzanne Litt Lyon, Joris Luyendijk, Kati Marton, Sabine Matheson, Spencer Matheson, William Milowitz, Enrique Norten, Janet Orth, Brooke Pallot, Carrie Paterson, Amelia Relles, Alan Riding, Marie Rutkoski, Julia Scott, Donna Joy Seldes, Jacqueline Shapiro, Ilana Simons, Michael Specter, Mark Stabile, Christine Tacconet, Gadi Taub, Amy Urbanowski, Emilie Walmsley, Patrick Weil, Elsa Weiser, Marta Weiss, Sarah Wilson e Barry Zell.

Jerome Groopman e Ronald Levy, obrigada.

Quando precisei de um lugar onde trabalhar, uma dezena de pessoas me ofereceu acomodação, me aquecendo por dentro com sua generosidade. Muito obrigada a todas.

Dedico este livro duplamente a meus avós Esther e Albert Green. Vocês serão sempre recordados e amados.

À minha maravilhosa mãe, Bonnie Green, agradeço pela positividade, pelo incentivo e pela *joie de vivre*. E a meu pai, Henry Druckerman, que recomeçou de maneira brilhante aos sessenta, agradeço por me mostrar como ter uma vida criativa.

Joey e Leo: obrigada por manter a contagem de páginas, tolerar minhas muitas ausências e fazer de mim a mãe mais feliz de Paris.

À minha sábia filha Leila, que não tem permissão para ler este livro até os quarenta, agradeço por ser ela mesma e por me ensinar a expressão francesa que diz que o mais difícil é começar.

Talvez nem sempre pareça assim, mas este livro é uma carta de amor ao meu marido, Simon Kuper, que gritou comigo, me persuadiu, me editou e me elogiou, enquanto desconfiava que este livro nunca seria escrito. Obrigada por me deixar contar nossa história e por me ver de maneira clara e ainda assim amorosa. Aqui está, Mona. E, para o bem ou para o mal, sou eu.

Bibliografia

INTRODUÇÃO: BONJOUR, MADAME [pp. 11-22]

AGARWAL, Sumit; DRISCOLL, John C.; GABAIX, Xavier; LAIBSON, David. "The Age of Reason: Financial Decisions over the Life-Cycle with Implications for Regulation". *Brookings Papers on Economic Activity*, 19 out. 2009.

ASHFORD, Kate. "Your 'High-Earning Years': Salary Secrets for Your 20s, 30s and 40s". Forbes.com, 13 jan. 2014.

BARNES, Jonathan (Org.). *Complete Works of Aristotle: The Revised Oxford Translation*. Princeton, NJ: Princeton University Press, 1984. v. 2.

BRANDES, Stanley. *Forty: The Age and the Symbol*. Knoxville: University of Tennessee Press, 1985.

BRIM, Orville Gilbert; RYFF, Carol D.; KESSLER, Ronald C. *How Healthy Are We? A National Study of Well-Being at Midlife*. Chicago: University of Chicago Press, 2004.

CHOPIK, William J.; KITAYAMA, Shinobu. "Personality Change Across the Life Span: Insights from a Cross-cultural, Longitudinal Study". *Journal of Personality*, 23 jun. 2017.

CHUDACOFF, Howard P. *How Old Are You?* Princeton, NJ: Princeton University Press, 1989.

COHEN, Patricia. "The Advantages of the Middle-Aged Brain". *Time*, 12 jan. 2012.

_____. *In Our Prime: The Invention of Middle Age*. Nova York: Scribner, 2012.

DEAR SUGAR RADIO. "Looking for the One, Part 1: The Anxiety". Episódio 39, 15 jan. 2016. Disponível em: <www.wbur.org/news/2016/01/15/dear-sugar-episode-thirty-nine>.

DONNELLAN, M. Brent; LUCAS, Richard E. "Age Differences in the Big Five Across the Life Span: Evidence from Two National Samples". *Psychology and Aging*, n. 3, 23 set. 2008, pp. 558-66.

GRATTON, Lynda; SCOTT, Andrew. *The 100-Year Life: Living and Working in an Age of Longevity*. Londres: Bloomsbury Information, 2016.

_____. "Each Generation Is Living Longer Than the Next (on Average)". Disponível em: <www.100yearlife.com>.

GROSSMANN, Igor; NA, Jinkyung; VARNUM, Michael E. W.; PARK, Denise C.; KITAYAMA, Shinobu; NISBETT, Richard E. "Reasoning About Social Conflicts Improves into Old Age". *Proceedings of the National Academy of Sciences of the United States of America*, v. 107, n. 16, 2010, pp. 7246-50.

HARTSHORNE, Joshua K.; GERMINE, Laura T. "When Does Cognitive Functioning Peak? The Asynchronous Rise and Fall of Different Cognitive Abilities Across the Life Span". *Psychological Science*, v. 26, n. 4, 2015, pp. 433-43.

KARLAMANGLA, A. S.; LACHMAN, M. E.; HAN, W.; HUANG, M.; GREENDALE, G. A. "Evidence for Cognitive Aging in Midlife Women: Study of Women's Health Across the Nation". *PLOS ONE*, v. 12, n. 1, 2017.

KNIGHT, India. *In Your Prime*. Londres: Penguin, 2015.

LACHMAN, Margie E. "Mind the Gap in the Middle: A Call to Study Midlife". *Research in Human Development*, v. 12, n. 3-4, 2015, pp. 327-34.

LACHMAN, Margie E.; TESHALE, Salom; AGRIGOROAEI, Stefan. "Midlife as a Pivotal Period in the Life Course: Balancing Growth and Decline at the Crossroads of Youth and Old Age". *International Journal of Behavioral Development*, v. 39, n. 1, 2015, pp. 20-31.

MENTING, Ann Marie (Org.). "The Wonders of the Middle-Aged Brain". *On the Brain: The Harvard Mahoney Neuroscience Institute Letter*, v. 19, n. 3, outono 2013.

MINTZ, Steven. *The Prime of Life: A History of Modern Adulthood*. Cambridge, MA: Belknap Press of Harvard University Press, 2015.

MORTALITY.ORG

OEPPEN, Jim; VAUPEL, James W. "Broken Limits to Life Expectancy". *Science*, v. 296, 10 maio 2002.

ROBERTS, Brent W.; MROCZEK, Daniel. "Personality Trait Change in Adulthood". *Current Directions in Psychological Science*, v. 1, n. 17, 2008, pp. 31-5.

STRAUCH, Barbara. *The Secret Life of the Grown-Up Brain*. Nova York: Penguin, 2010.

U.S. EQUAL EMPLOYMENT OPPORTUNITY COMMISSION. "Age Discrimination". Disponível em: <www.eeoc.gov/laws/types/age.cfm>.

1. COMO DESCOBRIR SUA VOCAÇÃO [pp. 23-36]

BIRNBACH, Lisa. *The Official Preppy Handbook*. Nova York: Workman, 1980.

GALBRAITH, John Kenneth. *The Great Crash 1929*. Boston: Mariner, 1954.

ROSEN, Rebecca. "Keepin' It Cool: How the Air Conditioner Made Modern America". *Atlantic*, 14 jul. 2011.

TEPROFF, Carli. "Miami's No. 1. Its prize? The Biggest Gap Between Rich and Poor". *Miami Herald*, 5 out. 2016.

UNIVERSITY OF SOUTH FLORIDA. "Air Conditioning". Disponível em: <http://exhibits.lib.usf.edu/exhibits/show/discovering-florida/technology/air-conditioning>.

3. COMO FAZER QUARENTA [pp. 45-51]

POPOVA, Maria. "Seneca on True and False Friendship". Disponível em: <Brainpickings.org>.

4. COMO CRIAR OS FILHOS [pp. 52-7]

DONNELLAN; LUCAS. "Age Differences in the Big Five Across the Life Span".

5. COMO OUVIR [pp. 58-63]

DUNSON, David B.; COLOMBO, Bernardo; BAIRD, Donna D. "Changes with Age in the Level and Duration of Fertility in the Menstrual Cycle". *Human Reproduction*, v. 17, n. 5, 1º maio 2002, pp. 1399-403.

LACHMAN, Margie E. "Development in Midlife". *Annual Review of Psychology*, v. 55, 2004, pp. 305-31.

MATHEWS, T. J.; HAMILTON, Brady E. "Mean Age of Mothers Is on the Rise: United States, 2000-2014". *NCHS Data Brief*, n. 232, jan. 2016.

OSTER, Emily. *Expecting Better.* Nova York: Penguin, 2014.

ROTHMAN, K. J.; WISE, L. A.; SØRENSEN, H .T.; RIIS, A. H.; MIKKELSEN, E. M.; HATCH, E. E. "Volitional Determinants and Age-related Decline in Fecundability: A General Population Prospective Cohort Study in Denmark". *Fertility and Sterility*, v. 99, n. 7, 2013, pp. 1958-64.

SHWEDER, Richard A. *Welcome to Middle Age! (And Other Cultural Fictions).* Chicago: University of Chicago Press, 1998.

TWENGE, Jean. "How Late Can You Wait to Have a Baby?" *Atlantic*, jul.-ago. 2013.

U.S. DEPARTMENT OF HEALTH AND HUMAN SERVICES. "Births: Final Data for 2015". *National Vital Statistics Reports*, v. 66, n. 1, 5 jan. 2017.

6. COMO TRANSAR [pp. 64-73]

CAIN, Virginia S.; JOHANNES, Catherine B.; AVIS, Nancy E.; MOHR, Beth; SCHOCKEN, Miriam; SKURNICK, Joan; ORY, Marcia. "Sexual Functioning and Practices in a Multi-Ethnic Study of Midlife Women: Baseline Results from SWAN". *Journal of Sex Research*, v. 40, n. 3, ago. 2003, pp. 266-76.

CARPENTER, Laura M.; DELAMATER, John. *Sex for Life: From Virginity to Viagra, How Sexuality Changes Throughout Our Lives.* Nova York: New York University Press, 2012.

CARPENTER, Laura M.; NATHANSON, Constance A.; KIM, Young J. "Sex After 40?: Gender, Ageism, and Sexual Partnering in Midlife". *Journal of Aging Studies*, v. 20, 2006, pp. 93-106.

DRUCKERMAN, Pamela. "French Women Don't Get Fat and Do Get Lucky". *The Washington Post*, 10 fev. 2008.

LEMOINE-DARTHOIS, Régine; WEISSMAN, Elisabeth. *Un âge nommé désir: Féminité et maturité.* Paris: Albin Michel, 2006.

LINDAU, Stacy Tessler; SCHUMM, L. Philip; LAUMANN, Edward; LEVINSON, Wendy; O'MUIRCHEARTAIGH, Colm A.; WAITE, Linda J. "A Study of Sexuality and Health Among Older Adults in the United States". *New England Journal of Medicine*, v. 357, n. 8, 23 ago. 2007, pp. 762-74.

MERCER, Catherine H.; TANTON, Clare; PRAH, Philip; ERENS, Bob; SONNENBERG, Pam; CLIFTON, Soazig; MACDOWALL, Wendy; LEWIS, Ruth; FIELD, Nigel; DATTA, Jessica; COPAS, Andrew J.; PHELPS, Andrew; WELLINGS, Kaye; JOHNSON, Anne M. "Changes in Sexual Attitudes and Lifestyles in Britain Through the Life Course and over Time: Findings from the National Survey of Sexual Attitudes and Lifestyles (Natsal)". *Lancet*, v. 382, 2013, pp. 1781-6.

SONTAG, Susan. "The Double Standard of Aging". *Saturday Review of the Society*, 23 set. 1972.

THOMAS, Holly N.; CHANG, Chung-Chou H.; DILLON, Stacey; HESS, Rachel. "Sexual Activity in Midlife Women: Importance of Sex Matters". *JAMA Internal Medicine*, v. 174, n. 4, abr. 2014, pp. 631-3.

USSHER, Jane M.; PERZ, Janette; PARTON, Chloe. "Sex and the Menopausal Woman: A Critical Review and Analysis". *Feminism and Psychology*, v. 24, n. 4, 2015, pp. 449-68.

WILSON, Robert A. *Feminine Forever*. Nova York: M. Evans, 1966.

9. COMO SER UM ESPECIALISTA [pp. 100-6]

Entrevista com David O. Russell.

10. COMO TER UMA CRISE DE MEIA-IDADE [pp. 107-16]

Agenda para o Encontro Científico da Sociedade Psicanalítica Britânica em 5 jun. 1957 e minutas. Fornecida por Joanne Halford, arquivista, Instituto de Psicanálise.

BARRUYER, Cendrine. "40 ans pourquoi la crise?" Disponível em: <Psychologies.com>.

BLANCHFLOWER, David G.; OSWALD, Andrew. "Is Well-being U-Shaped over the Life Cycle?" *NBER Working Paper*, n. 12935, fev. 2007.

DONNELLAN; LUCAS. "Age Differences in the Big Five Across the Life Span".

ELLIOTT JAQUES TRUST. "An Intellectual Odyssey: From Alchemy to Science: A Dialogue Between Elliott Jaques and Douglas Kirsner". 2017.

ERIKSON, Erik H.; ERIKSON, Joan M. *The Life Cycle Completed*. Versão ampliada. Nova York: W. W. Norton, 1997.

FINCH, David. "Live Long and Prosper? Demographic Trends and Their Implications for Living Standards". *Intergenerational Commission Report*, jan. 2017.

FRIED, Barbara. *The Middle-Age Crisis*. Nova York: Harper & Row, 1967.

JAQUES, Elliott. "Death and the Mid-life Crisis". *International Journal of Psycho-Analysis*, v. 46, out. 1965, pp. 502-14.

KARLAMANGLA et al. "Evidence for Cognitive Aging in Midlife Women".

KING, Pearl. "Memories of Dr. Elliott Jaques". *International Journal of Applied Psychoanalytic Studies*, v. 2, n. 4, 2005, pp. 327-31.

KIRSNER, Douglas. "The Intellectual Odyssey of Elliott Jaques: From Alchemy to Science". Disponível em: <www.psychoanalysis-and-therapy.com/human_nature/free-associations/kirsnerjaques.html>.

LACHMAN. "Development in Midlife".

_____. "Mind the Gap in the Middle".

LACHMAN et al. "Midlife as a Pivotal Period in the Life Course".

LAVIETES, Stuart. "Elliott Jaques, 86, Scientist Who Coined 'Midlife Crisis'". *The New York Times*, 17 mar. 2003.

LAWRENCE, Barbara S. "The Myth of the Midlife Crisis". *Sloan Management Review*, v. 21, n. 4, verão 1980, p. 35.

MORTALITY.ORG

MUSON, Howard. "Society". *The New York Times*, 31 dez. 1972.

NICKLE, Blair Warman; MADDOX, Robert C. "Fortysomething: Helping Employees Through the Midlife Crisis". *Training and Development Journal*, v. 42, dez. 1988.

PITKIN, Walter B. *Life Begins at Forty*. Nova York: McGraw-Hill, 1932.

SCHMECK, Harold M., Jr. "Mid-life Viewed as a Crisis Period". *The New York Times*, 19 nov. 1972.

SCHOPENHAUER, Arthur. *Essays of Arthur Schopenhauer*. Sel. e trad. de T. Bailey Saunders. Nova York: A. L. Burt, 1902. Disponível em: <https://archive.org/stream/essaysofarthurs00scho/essaysofarthurs00scho_djvu.txt>.

SETIYA, Kieran. "The Midlife Crisis". *Philosopher's Imprint*, v. 14, n. 31, nov. 2014.

SHEEHY, Gail. Discurso de formatura na Universidade de Vermont, 2016. Disponível em: <www.youtube.com/watch?v=5ISkqQ3oAI0>.

_____. *Passages: Predictable Crises of Adult Life*. Nova York: Ballantine, 1974.

UNIVERSITY OF OREGON. "Life Expectancy for Men and Women: 1850 to 2000". Life Expectancy Graphs. Disponível em: <http://mappinghistory.uoregon.edu/english/US/US39-01.html>.

U.S. DEPARTMENT OF LABOR. "Age Discrimination". Disponível em: <www.dol.gov/general/topic/discrimination/agedisc>.

WETHINGTON, Elaine. "Expecting Stress: Americans and the 'Midlife Crisis.'" *Motivation and Emotion*, v. 24, n. 2, 2000.

11. COMO SER JUNG [pp. 117-25]

BOYNTON, Robert S. "In the Jung Archives". *The New York Times*, 11 jan. 2004.
"CARL Gustav Jung: Falling from Favour". *The Economist*, 11 mar. 2004.
CORBETT, Sara. "The Holy Grail of the Unconscious". *The New York Times Magazine*, 16 set. 2009.
GOYER, Amy. "The MetLife Study of Gen X: The MTV Generation Moves into Mid-Life"; abr. 2013.
JUNG, Carl G. *Modern Man in Search of a Soul*. Nova York: Harcourt, 1933.
MCGUIRE, William (Org.). *The Freud/Jung Letters: The Correspondence Between Sigmund Freud and C. G. Jung*. Princeton, NJ: Princeton University Press, 1974.
PERRY, Christopher. "The Shadow". Society of Analytical Philosophy. Disponível em: <www.thesap.org.uk/resources/articles-on-jungian-psychology-2/about-analysis-and-therapy/the-shadow/>.
PHILEMON FOUNDATION. "Who Is Philemon?" Disponível em: <http://philemonfoundation.org/about-philemon/who-is-philemon>.
SCHMIDT, Martin. "Individuation". Society of Analytical Philosophy. Disponível em: <www.thesap.org.uk/resources/articles-on-jungian--psychology-2/about-analysis-and-therapy/individuation/>.
SHAMDASANI, Sonu. "About Jung". Philemon Foundation. Disponível em: <http://philemonfoundation.org/about-philemon/about-jung/>.
STAUDE, John-Raphael. *The Adult Development of C. G. Jung*. Boston: Routledge & Kegan Paul, 1981.
STEIN, Murray. "Midway on Our Life's Journey: On Psychological Transformation at Midlife". Disponível em: <www.murraystein.com/midway.shtml>.
TRILLING, Lionel. "The Freud/Jung Letters". *The New York Times*, 21 abr. 1974.

12. COMO SE VESTIR [pp. 126-40]

ALFANO, Jennifer. "Dressing Your Age". *Harper's Bazaar*, 25 abr. 2013.
BEREST, Anne et al. *How to Be Parisian Wherever You Are*. Nova York: Ebury, 2014.
BUISSON, Simon. "Quand Simone Veil enlevait son chignon pour la seule fois en public". RTL, 1º jul. 2017.
DE LA FRESSANGE, Inès; GACHET, Sophie. *Parisian Chic: A Style Guide by Inès de la Fressange*. Paris: Flammarion, 2010.

DE MAIGRET, Caroline. "Style Gurus". *Madame Figaro*, 24 jan. 2015.

ENGELN, Renee. "The Problem with 'Fat Talk'". *The New York Times*, 13 mar. 2005.

MILLER, Daniel. *Stuff*. Cambridge, UK: Polity, 2010.

⎯⎯⎯⎯. *A Theory of Shopping*. Cambridge, UK: Polity, 1998.

SALK, Rachel H.; ENGELN-MADDOX, Renee. "If You're Fat, Then I'm Humongous!: Frequency, Content, and Impact of Fat Talk Among College Women". *Psychology of Women Quarterly*, v. 35, n. 1, 2 mar. 2011, pp. 18-28.

SCHWARTZ, Barry. *The Paradox of Choice: Why More Is Less*. Nova York: Harper Perennial, 2004.

TETT, Gillian. "Power with Grace". *FT Magazine*, 10-1 dez. 2011.

THOMAS, Isabelle; VEYSSET, Frédérique. *Paris Street Style*. Nova York: Abrams Image, 2013.

13. COMO ENVELHECER COM DIGNIDADE [pp. 141-50]

BARRETT, Anne E.; ROBBINS, Cheryl. "The Multiple Sources of Women's Aging Anxiety and Their Relationship with Psychological Distress". *Journal of Aging and Health*, v. 20, n. 1, fev. 2008.

CHAYET, Stéphanie. "La vie est belle! Rencontre Charlotte Gainsbourg". *Elle*, 30 set. 2016.

CLARKE, Laura Hurd. "Older Women's Bodies and the Self: The Construction of Identity in Later Life". *Canadian Review of Sociology/Revue canadienne de sociologie*, v. 38, 2001, pp. 441-64.

DISKI, Jenny. "However I Smell". *London Review of Books*, 8 maio 2014.

GULLETTE, Margaret Morganroth. *Declining to Decline: Cultural Combat and the Politics of the Midlife*. Charlottesville: University Press of Virginia, 1997.

KUPER, Hannah; MARMOT, Sir Michael. "Intimations of Mortality: Perceived Age of Leaving Middle Age as a Predictor of Future Health Outcomes Within the Whitehall II Study". *Age and Aging*, v. 32, 2003, pp. 178-84.

LEVY, Becca R.; ZONDERMAN, Alan B.; SLADE, Martin D.; FERRUCCI, Luigi. "Age Stereotypes Held Earlier in Life Predict Cardiovascular Events in Later Life". *Psychological Science*, v. 20, n. 3, 2009, pp. 296-8.

POPOVA, Maria. "Ursula K. Le Guin on Aging and What Beauty Really

Means". Disponível em: <www.brainpickings.org/2014/10/21/ursula-
-le-guin-dogs-cats-dancers-beauty/>.
SHWEDER, Richard A. *Welcome to Middle Age! (And Other Cultural Fictions)*.
Chicago: University of Chicago Press, 1998.

14. COMO APRENDER AS REGRAS [pp. 151-7]

BABYLONIAN TALMUD. *Tractate Yebamoth*, fólio 54a. Disponível em: <www.come-and-hear.com/yebamoth/yebamoth_54.html#54a_2>.
KLIMEK, Klaudia. "Dress British, Think Yiddish: Newest Exhibition of the Vienna Jewish Museum". *Jewish Journal*, 29 abr. 2012.
"PEANUT Butter Bracha". *Mi Yodeya*. Disponível em: <https://judaism.stackexchange.com/questions/10218/peanut-butter-bracha>.
"POPCORN, Potato Chips, Corn Chips and Pringles: What Bracha?". *Matzav.com*, 5 jan. 2010.

15. COMO SER SÁBIO [pp. 158-69]

AGARWAL, Sumit; DRISCOLL, John C.; GABAIX, Xavier; LAIBSON, David. "The Age of Reason: Financial Decisions over the Life-Cycle with Implications for Regulation". *Brookings Papers on Economic Activity*, 19 out. 2009.
ARDELT, Monika. "Being Wise at Any Age". In *Positive Psychology: Exploring the Best in People*. Org. de S. Lopez. Westport, CT: Praeger, 2008, pp. 81-108. V. 1: Discovering Human Strengths.
_____. "Wisdom as Expert Knowledge System: A Critical Review of a Contemporary Operationalization of an Ancient Concept". *Human Development*, v. 47, 2004, pp. 257-85.
BALTES, Paul B.; STAUDINGER, Ursula M. "Wisdom: A Metaheuristic (Pragmatic) to Orchestrate Mind and Virtue Toward Excellence", *American Psychologist*, v. 55, n. 1, jan. 2000, pp. 122-36.
BERGSMA, Ad; ARDELT, Monika. "Self-Reported Wisdom and Happiness: An Empirical Investigation". *Journal of Happiness Studies*, v. 13, 2012, pp. 481-99.
CAREY, Benedict. "Older Really Can Mean Wiser". *The New York Times*, 16 mar. 2015.

GOLDBERG, Elkhonon. *The Wisdom Paradox: How Your Mind Can Grow Stronger as Your Brain Grows Older*. Londres: Free Press, 2005.

GROSSMANN, Igor; NA, Jinkyung; VARNUM, Michael E. W.; PARK, Denise C.; KITAYAMA, Shinobu; NISBETT, Richard E. "Reasoning About Social Conflicts Improves into Old Age". *Proceedings of the National Academy of Sciences of the United States of America*, v. 107, n. 16, pp. 7246-250.

GROSSMANN, Igor; NA, Jinkyung; VARNUM, Michael E. W.; KITAYAMA, Shinobu; NISBETT, Richard E. "A Route to Well-being: Intelligence Versus Wise Reasoning". *Journal of Experimental Psychology: General*, v. 142, n. 3, ago. 2013, pp. 944-53.

GROSSMANN, Igor; KARASAWA, Mayumi; IZUMI, Satoko; NA, Jinkyung; VARNUM, Michael E. W.; KITAYAMA, Shinobu; NISBETT, Richard E. "Aging and Wisdom: Culture Matters". *Psychological Science*, v. 23, n. 10, 2012, pp. 1059-66.

HALL, Stephen S. "The Older-and-Wiser Hypothesis". *The New York Times Magazine*, 6 maio 2007.

_____. *Wisdom: From Philosophy to Neuroscience*. Nova York: Alfred A. Knopf, 2010.

HARTSHORNE, Joshua K.; GERMINE, Laura T. "When Does Cognitive Functioning Peak? The Asynchronous Rise and Fall of Different Cognitive Abilities Across the Life Span". *Psychological Science*, v. 26, n. 4, 2015, pp. 433-43.

KORKKI, Phyllis. "The Science of Older and Wiser". *The New York Times*, 12 mar. 2014.

QVORTRUP, Matthew. *Angela Merkel: Europe's Most Influential Leader*. Londres: Gerald Duckworth, 2017.

STERNBERG, Robert J. *Wisdom: Its Nature, Origins, and Development*. Cambridge, UK: Cambridge University Press, 1990.

16. COMO DAR CONSELHOS [pp. 170-7]

KALMAN, Maira. Discurso de formatura da Rhode Island School of Design, jun. 2013. Disponível: <https://vimeo.com/67575089>.

POPOVA, Maria. "Wendell Berry on Solitude and Why Pride and Despair Are the Two Great Enemies of Creative Work". Disponível em: <www.brainpickings.org/2014/12/17/wendell-berry-pride-despair-solitude/>.

SHANDLING, Garry. *Comedians in Cars Getting Coffee*. Disponível em: <http://

comediansincarsgettingcoffee.com/garry-shandling-its-great-that-
-garry-shandling-is-still-alive>.

18. COMO COMPREENDER O QUE SE PASSA [pp. 186-99]

EKMAN, Paul; DAVIDSON, Richard J.; RICARD, Matthieu; WALLACE, B. Alan. "Buddhist and Psychological Perspectives in Emotions and Well-Being". *Current Directions in Psychological Science*, v. 14, n. 2, 2005.

EPLEY, Nicholas. *Mindwise*. Nova York: Vintage, 2015.

HARTSHORNE; GERMINE. "When Does Cognitive Functioning Peak?"

JONES, Daniel P.; PEART, Karen. "Class Helping Future Doctors Learn the Art of Observation". *Yale News*, 10 abr. 2009.

KIDD, David Comer; CASTANO, Emanuele. "Reading Literary Fiction Improves Theory of Mind". *Science*, 3 out. 2013.

MOSKOWITZ, Eva S. *In Therapy We Trust*. Baltimore: Johns Hopkins University Press, 2001.

"MAKE Sure You're Not Totally Clueless in Korea". *Seoulistic.com*, 8 abr. 2013.

WEIR, William. "Yale Medical Students Hone Observational Skills at Museum". *Hartford Courant*, 10 abr. 2011.

19. COMO PENSAR EM FRANCÊS [pp. 200-8]

BAUDRY, Pascal. *French and Americans: The Other Shore*. Trad. de Jean-Louis Morhange. Pascal Baudry, 2005.

CARROLL, Raymonde. *Cultural Misunderstandings: The French-American Experience*. Trad. de Carol Volk. Chicago: University of Chicago Press, 1988.

CRANSTON, Maurice. *The Noble Savage: Jean-Jacques Rousseau, 1754-1762*. Chicago: University of Chicago Press, 1991.

GALANTUCCI, Bruno; ROBERTS, Gareth. "Do We Notice When Communication Goes Awry? An Investigation of People's Sensitivity to Coherence in Spontaneous Conversation". *PLOS One*, v. 9, n. 7, jul. 2014.

IMADA, Toshie; CARLSON, Stephanie M.; ITAKURA, Shoji. "East-West Cultural Differences in Context-Sensitivity Are Evident in Early Childhood". *Developmental Science*, v. 16, n. 2, mar. 2013, pp. 198-208.

KITAYAMA, Shinobu; MARKUS, Hazel Rose; MATSUMOTO, Hisaya; NORA-SAKKUNKIT, Vinai. "Individual and Collective Processes in the Construction of the Self: Self-Enhancement in the United States and Self-Criticism in Japan". *Journal of Personality and Social Psychology*, v. 72, n. 6, 1997, pp. 1245-67.

MARKUS, H. R.; Kitayama, S. "Culture and the Self: Implications for Cognition, Emotion, and Motivation". *Psychological Review*, v. 98, n. 2, 1991, pp. 224-53.

MASUDA, Takahiko; NISBETT, Richard E. "Attending Holistically versus Analytically: Comparing the Context Sensitivity of Japanese and Americans". *Journal of Personality and Social Psychology*, v. 81, n. 5, 2001, pp. 922-34.

NISBETT, Richard E.; PENG, Kaiping; CHOI, Incheol; NORENZAYAN, Ara. "Culture and Systems of Thought: Holistic Versus Analytic Cognition". *Psychological Review*, v. 108, n. 2, 2000, pp. 291-310.

20. COMO FAZER AMIGOS [pp. 209-16]

BARLOW, Julie; NADEAU, Jean-Benoît. *The Bonjour Effect*. Nova York: St. Martin's, 2016.

CARROLL. *Cultural Misunderstandings*.

DONNELLAN, M. Brent; LUCAS, Richard E. "Age Differences in the Big Five Across the Life Span: Evidence from Two National Samples". *Psychology and Aging*, v. 3, 23 set. 2008, pp. 558-66.

21. COMO DIZER NÃO [pp. 217-24]

BOVENBERG, Lans. "The Life-Course Perspective and Social Policies: An Overview of the Issues". *OECD*, 31 maio 2007. Disponível em: <www.oecd.org/els/soc/38708491.pdf>.

BRIM, Orville Gilbert; RYFF, Carol D.; KESSLER, Ronald C. *How Healthy Are We? A National Study of Well-Being at Midlife*. Chicago: University of Chicago Press, 2004.

HARFORD, Tim. "The Power of Saying 'No'". *FT Magazine*, 17-8 jan. 2015.

KOLBERT, Elizabeth. "No Time: How Did We Get So Busy?" *New Yorker*, 26 maio 2014.

KUPER, Simon. "Stuck in the Rush-Hour of Life". *The Financial Times*, 1º out. 2010.

LACHMAN. "Mind the Gap in the Middle".
SCHULTE, Brigid. *Overwhelmed*. Londres, Bloomsbury, 2014.
WOMEN *of the Hour with Lena Dunham: Zadie Smith*. Podcast, episódio 4.

22. COMO CONTROLAR SUA FAMÍLIA [pp. 225-30]

DRUCKERMAN, Pamela. "Curling Parents and Little Emperors". *Harper's Magazine*, ago. 2015.
_____. "We Are the World (Cup)". *The New York Times*, 6 jun. 2014.
EKIEL, Erika Brown. "Bringing Up Bébé? No Thanks. I'd Rather Raise a Billionaire". Forbes.com, 7 mar. 2012.

23. COMO TER MEDO [pp. 231-5]

KUPER, Simon. "Paris Witness: Simon Kuper in the Stade de France". *The Financial Times*, 14 nov. 2015.

24. COMO SABER DE ONDE VOCÊ É [pp. 236-48]

BEMPORAD, Elissa. "Minsk". Disponível em: <www.yivoencyclopedia.org/printarticle.aspx?id=886>.
KORKKI, Phyllis. "The Science of Older and Wiser". *The New York Times*, 12 mar. 2014.
STAUDINGER, Ursula M. "The Study of Wisdom". Disponível em: <www.ursulastaudinger.com/research-3/the-study-of-wisdom/>.
UNITED STATES HOLOCAUST MEMORIAL MUSEUM. Holocaust Encyclopedia, Minsk. Disponível em: <www.ushmm.org/wlc/en/article.php?ModuleId=10005187#seealso>.
YAD VASHEM. "Minsk: Historical Background". Disponível em: <www.yadvashem.org/righteous/stories/minsk-historical-background.html>.
_____. "Online Guide of Murder Sites of Jews in the Former USSR". Disponível em: <www.yadvashem.org/yv/en/about/institute/killing_sites_catalog_details_full.asp?region=Minsk>.
YAHAD IN UNUM. Transcrições de depoimentos sobre Minsk.

25. COMO CONTINUAR CASADO [pp. 249-59]

BLOCH, Lian; HAASE, Claudia M.; LEVENSON, Robert W. "Emotional Regulation Predicts Marital Satisfaction: More Than a Wives' Tale". *Emotion*, v. 14, n. 1, fev. 2014, pp. 130-44.

CARROLL. *Cultural Misunderstandings*.

FINKEL, Eli J. "The All-or-Nothing Marriage". *The New York Times*, 14 fev. 2014.

FINKEL, Eli J.; CHEUNG, Elaine O.; EMERY, Lydia F.; CARSWELL, Kathleen L.; LARSON, Grace M. "The Suffocation Model: Why Marriage in America Is Becoming an All-or-Nothing Institution". *Current Directions in Psychological Science*, v. 24, n. 3, 2015, pp. 238-44.

GREENSPAN, Dorie. "The Evening-in-Paris Dinner". *The New York Times Magazine*, 25 out. 2017.

HEFEZ, Serge; LAUFER, Danièle. *La danse du Couple*. Paris: Pluriel, 2016.

CONCLUSÃO: COMO SER UMA *FEMME LIBRE* [pp. 261-7]

ANDRÉ, Christophe. *Imparfaits, libres et heureux*. Paris: Poches Odile Jacob, 2006.

BEAUVOIR, Simone de. *The Second Sex*. Paris: Gallimard, 1949.

FABRE, Clarisse. "La nouvelle gloire de Virginie Efira". *Le Monde*, 12 maio 2016.

JEANNE-VICTOIRE. "La Femme Libre, Appel aux Femmes". 15 ago. 1832. Disponível em: <http://gallica.bnf.fr/ark:/12148/bpt6k85525j/f4.image>.

LOUSTALOT, Ghislain. "Claire Chazal: Une envie de douceur". *Paris Match*, 18-24 set. 2014.

TIPOGRAFIA Adriane por Marconi Lima
DIAGRAMAÇÃO Osmane Garcia Filho
PAPEL Pólen Soft, Suzano Papel e Celulose
IMPRESSÃO Lis Gráfica, agosto de 2018

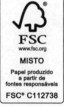

A marca FSC® é a garantia de que a madeira utilizada na fabricação do papel deste livro provém de florestas que foram gerenciadas de maneira ambientalmente correta, socialmente justa e economicamente viável, além de outras fontes de origem controlada.